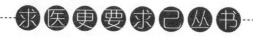

求医更要求己丛书

自我治疗
腰椎间盘突出症

王海泉　季　远　李华东　编著

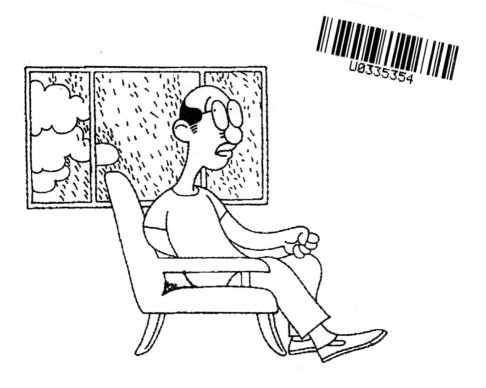

中国中医药出版社
·北京·

图书在版编目（CIP）数据

自我治疗腰椎间盘突出症 / 王海泉，季远，李华东编著. —北京：中国中医药出版社，2012.10（2022.1重印）

（求医更要求己丛书）

ISBN 978 - 7 - 5132 - 1071 - 3

Ⅰ.①自… Ⅱ.①王… ②季… ③李… Ⅲ.①腰椎—椎间盘突出—防治 Ⅳ.①R681.5

中国版本图书馆 CIP 数据核字（2012）第 164540 号

中 国 中 医 药 出 版 社 出 版

北京经济技术开发区科创十三街 31 号院二区 8 号楼

邮政编码　100176

传真　010 64405721

河北省武强县画业有限责任公司印刷

各地新华书店经销

*

开本 710×1000　1/16　印张 14　字数 254 千字

2012 年 10 月第 1 版　2022 年 1 月第 7 次印刷

书　号　ISBN 978 - 7 - 5132 - 1071 - 3

*

定价　45.00 元

网址　www.cptcm.com

如有印装质量问题请与本社出版部调换（010-64405510）

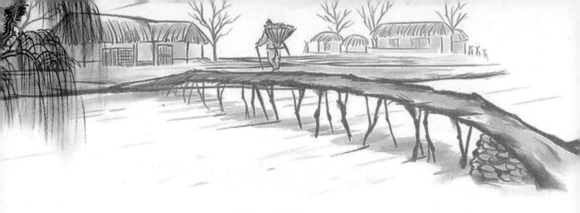

《求医更要求己丛书》
编委会

主　编　王海泉

编　委（以姓氏笔画为序）

丁振英　于丽华　马青春　王　丹　王　静

王子娥　王月卿　王海泉　王继平　冯彦君

成素珍　吕冬梅　任秀红　刘　华　刘　芳

刘　渤　刘华琳　刘阳川　刘连凤　刘炳辉

刘菲菲　牟青慧　李　勇　李　萍　李　琳

李玉霞　李华东　李慧霞　肖皓明　吴立明

辛　梅　宋晨光　张　国　张　鸿　张凤莉

张冰梅　张祖煌　张海岩　张增芳　陈秀英

季　远　周　平　周长春　孟迎春　赵士梅

赵秋玲　柳　青　姚易平　郭　鹏　郭海涛

黄　慧　黄德莲　崔艺蕱　盖志刚　尉希超

程爱军　董泗芹　管理英　颜　梅

《求医更要求己丛书》
编写说明

　　进入 21 世纪以来，随着科学技术和社会经济的发展，人类疾病谱发生了巨大的改变，生活方式疾病、心身疾病代替感染性疾病跃居疾病谱前列。疾病的发生也由过去单一因素致病演变为多因素共同作用致病。这一转变开始引导医学界不只从纵深，也从更广的层面思考疾病，而各种化学药品带来的毒副作用更促使人们寻找自然、绿色的解决病痛的方式方法。两千多年前的中国医学典籍《黄帝内经》中说："言不可治者，未得其术也。"认为疾病治不好，是因为没有掌握正确的方法。"人之患，患病多；医之患，患道少。"意思是说病人担心患病多，而医生担忧治疗疾病的方法少。古人的这些话在今天依然对我们的临床有深刻的启发和指导意义。

　　与疾病作斗争不只是医生、护士的事，每一个病人、病人家属都应该参与，在医护人员的指导下，大家共同努力，才能有效地防病治病。尽管非医护人员的参与非常有限，但是这种参与非常重要。为了更好地使人们参与疾病的预防、治疗，我们密切结合临床，查阅大量资料，编写了这套《求医更要求己丛书》，将传统医学中的按摩、拔罐、刮痧、熏洗、艾灸、手疗、足疗、耳疗、药物、贴敷、食疗以及现代医学中的运动、音乐、心理调护的治病方法介绍给读者，为患者提供更多自我治疗的途径，突出其自然性、实用性，使读者易读、易懂、易掌握，在家中就可进行自我治疗，充分发挥患者主观能动性，为患者开辟自我康复的新天地，希望能对患者有所裨益。

王海泉
于山东省立医院
2012 年 8 月

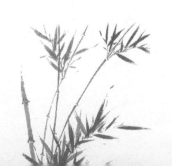

目　录

第一章 概 述

什么是腰椎间盘突出症

说起腰椎间盘突出症，也许大家不会陌生。仔细环顾一下四周，我们的亲戚、朋友、同事中总有几个患有腰椎间盘突出症的人，于是就有了"业绩不突出，收入不突出，就是椎间盘突出"的戏谑之语。为什么患腰椎间盘突出症的人越来越多呢？我的腰累了、凉了的时候也会疼痛，会不会也"突出"了呢？一旦患上了腰椎间盘突出症该如何治疗呢？生活中有许多朋友经常被这些问题所困扰，面对腰痛不知如何是好，有的甚至产生了恐惧心理，整日为自己的"腰"而惴惴不安。因此，了解一下这方面的知识还是很有必要的。俗话说得好："知己知彼，才能百战不殆。"相信当朋友们阅读了本书以后，会对腰痛做到心中有数，再出现相应的症状时就能够从容面对，轻松应付了。

腰椎间盘突出症是指由于腰椎间盘的退变或外伤、劳损等外在因素导致纤维环的破裂和髓核组织突出，压迫和刺激相应水平的一侧或双侧坐

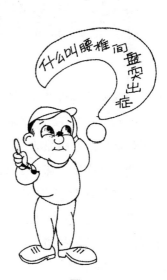

图 1-1

骨神经，引起的一系列症状、体征，如坐骨神经痛和腰腿痛等。早在18世纪，人们就已经认识了坐骨神经痛和腰腿痛，那时从解剖学上虽然已经了解了椎间盘组织的存在，但并没有意识到腰腿痛症状是由椎间盘突出引起的。后来人们认为坐骨神经痛的根源在腰椎椎管内的病变，突出的椎间盘被当作椎管内肿瘤切除后，坐骨神经痛的症状就会减轻或消失。直到1932年，美国青年医生巴尔在观察一例"椎管内肿瘤"的病理切片时发现有软骨细胞，进一步观察发现，"椎管内肿瘤"大部分不是肿瘤，而是突出的腰椎间盘，由此提出了腰椎间盘突出是腰痛和坐骨神经痛的主要原因。我国已故天津医院骨科主任，骨科奠基人之一方先之教授于1946年开始开展腰椎间盘突出症手术治疗，并对该病作了详尽的介绍。

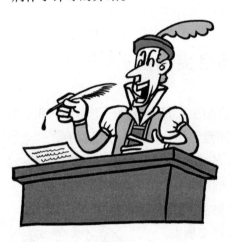

图1-2

腰椎间盘突出症是临床上常见的腰部疾患之一，在人群中的发病率约为15.2%。据统计，腰椎间盘突出症男女发病率基本相同，年龄以20~50岁多发。由于老年女性患骨质疏松较同龄的男性重，所以老年女性患腰椎间盘突出症的几率比起同龄的男性要高一些。有关资料显示，腰椎间盘突出症患者腰4、5、腰5、骶1突出占90%以上，随着年龄的增大，腰3/4、腰2/3发生突出的危险会逐步增加。

腰椎间盘突出症发病主要是因为腰椎间盘各部分，尤其是髓核有不同程度的退行性改变，在各种外力的作用下，椎间盘的纤维环破裂，髓核组织从破裂处突出，使相邻的神经根、脊髓等遭受刺激或压迫，从而产生腰痛、一侧或双侧下肢疼痛、麻木等症状。

腰椎间盘突出症的发生可归结为内在与外在两种因素的共同作用，内在因素是腰椎间盘的退变，外在因素主要是外伤、劳损等。其主要的病理变化是纤维环的破裂和髓核突出，由此产生化学性的刺激和物理压迫。

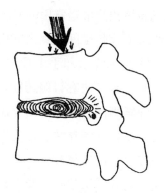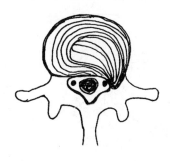

图 1-3

腰椎间盘突出后可继发腰椎生理曲度变直、后凸、侧弯、椎间隙变窄、椎体边缘骨质增生、椎管狭窄等一系列改变。由于腰椎生理平衡的破坏，还可引起腰部周围软组织的损伤，如棘间韧带损伤、臀上皮神经损伤、梨状肌综合征、骶髂关节损伤等病变，使许多病人反复发作，迁延不愈，给病人带来极大的痛苦。

开心一乐

　　大熊猫生日，吹灭生日蜡烛后，朋友们问它，许了什么愿望。

　　大熊猫回答说："我这辈子有两个最大的愿望，一个是希望能把我的黑眼圈治好，还有一个嘛！就是希望我也能照张彩色照片。"

腰椎间盘突出症的治疗方法很多，在就诊、治疗过程中，不同的时期、不同的病情、不同的体质应选择不同的治疗方法，只要方法得当，就容易取得好的疗效。从目前临床治疗腰椎间盘突出症的实际情况看，中医不提倡手术治疗，其主要治疗方法是推拿整骨，其次是针灸、外用膏药、内服中药、熏蒸、药浴等，还有民间的各种偏方、验方。推拿整骨包括牵引疗法矫正腰椎关节的紊乱，促使椎间盘变位或复位，矫正腰椎生理曲度；针灸有显著的镇痛解痉功效，可缓解神经根水肿引起的疼痛痉挛；外用膏药、熏蒸、药浴等外用疗法对缓解肌肉痉挛、消除肌肉炎症、改善血液循环有很好的疗效；辨证内服中药可有针对性地根据病人的即时病情，从体质上调节人体的免疫功能、调节人体的内分泌系统、纠正生理活动的偏差。中医疗法的优点是并发症少、方便易行、费用较低，目前仍然是我国人民治疗腰椎间盘突出症的最常用的方法。

西医治疗腰椎间盘突出症的方法大致可分为非手术疗法和手术疗法两种形式。常用的非手术疗法有口服药物、肌肉注射药物、静脉滴注药物、封闭疗法、骶管注射疗法、髓核溶解疗法、经皮穿刺关节镜下刨吸疗法、高压氧疗法、牵引疗法、物理疗法、西式手法治疗、支架疗法、医疗体育等。手术疗法则包括融和术、减压术、后路手术等。从现在的临床效果来看，口服或注射药物对于腰椎间盘突出症的治疗都是辅助治疗，药物可镇痛、缓解肌肉痉挛、减轻肌肉及神经根的炎症，但对于椎间盘突出的位置改变则无明显疗效。髓核溶解疗法对部分腰椎间盘突出症患者疗效较好，但对医生及医院的要求较高。手术治疗对人体的生理结构造成破坏，对机体的损伤较大，适合于症状较重、保守治疗效果不好的患者。

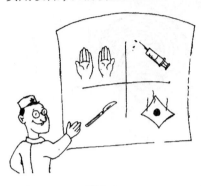

图 1-4

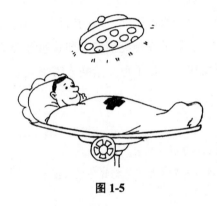

图 1-5

随着科学的发展，人们会发明更多更有效的治疗方法。相信会有一天，治疗腰椎间盘突出症会像现在治疗阑尾炎一样，在很短的时间内就会消除疼痛，恢复腰椎的正常功能了。

腰椎间盘突出症的病因病理

一、腰椎间盘突出症的发病原因

腰椎间盘突出症的发病原因是内因与外因共同作用的结果，内因是根本，外因是条件。

1. 内在因素

腰椎间盘的退行性改变是腰椎间盘突出症发病的直接内在因素。在正常情况下，腰椎间盘经常受体重的压迫，加上腰部又经常进行屈曲、后伸等活动，更易造成椎间盘较大的挤压和磨损，从而产生一系列的退行性变，如髓核的水分减少、软骨终板破碎、纤维环变脆等，随着年龄的

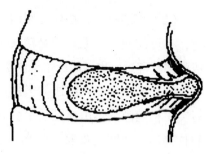

图 1-6

增长，退行性变的程度就越重。同时，椎间盘在成人后逐渐缺乏血液循环，修复能力也较差。

椎间盘后外侧的纤维环较为薄弱，而后纵韧带在腰 5 至骶 1 平面明显变窄，对纤维环的加强作用减弱。以上这些因素都有可能成为腰椎间盘突出症发病的内在因素。

小知识

人体有多少个椎间盘？

脊柱的椎骨共有 32 块。因寰椎与枢椎之间、骶椎与尾椎之间不存在椎间盘，所以全身的椎间盘只有 23 个。它们均位于两个椎体之间。腰部的椎间盘最厚，约为 9mm。从腰 1 到骶椎之间都存在有腰椎间盘。

---

2. 外在因素

在上述腰椎间盘退行性改变存在的情况下，某种可导致椎间盘所承受的压力突然升高的因素，就可能使已退变的髓核穿过已退变的不太坚韧的纤维环，从而造成髓核突出。这种诱发因素有以下几种：

（1）突然的负重：突然的腰部负荷增加，尤其是在快速转腰加弯腰的动作时，椎间盘会受到巨大的扭转力，最容易引起纤维环破裂。

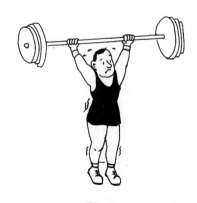

图 1-7

（2）腰部外伤：在暴力作用下未引起骨折脱位时，有可能使已经退变的髓核突出。进行腰穿检查或腰部麻醉后，也可能产生椎间盘突出。

（3）腹压增高：腹压的突然增高可使腰椎迅速后突，椎间隙突然由前宽后窄变为前窄后宽，发生髓核突出。如剧烈咳嗽、喷嚏、大便秘结时用力屏气等。

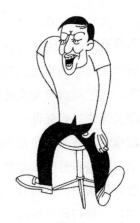

图1-8

（4）外受寒湿：不少腰椎间盘突出症患者，既没有外伤史也没有劳损史，只有受寒、着凉。因为寒冷和潮湿可引起小血管收缩、肌肉痉挛，使椎间盘内压增加，神经根炎症加重。

（5）妊娠产后：胎儿的重量可造成腰椎过度前凸的姿势，加重腰椎的负担。产后骨关节及韧带松弛，也容易发生腰椎间盘突出症。

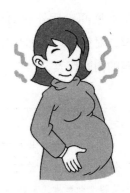

图1-9

二、腰椎间盘的病理变化

腰椎间盘在日常生活及劳动中承受着人体躯干及上肢的重量，故比其他组织更易劳损，又因其仅有少量的血液供应，营养极为有限，从而极易发生退变。在出生时，纤维环含水约80%，髓核含水约90%；在18岁时，则下降10%；当到了35岁的时候则分别降至65%和78%。椎间盘在最初形成时几乎全部为髓核占据，其外围仅有薄层纤维环包绕。随着年龄的增长，髓核脱水而逐渐缩小至中心部，周围纤维环增厚。椎间盘的主要部分髓核，由蛋白多糖黏液样基质及纵横交错的胶原纤维网和软骨细胞构成，由于蛋白多糖的膨胀性，使髓核具有弹力和膨胀的性能。

腰椎间盘在正常状态时髓核充盈饱满，纤维环

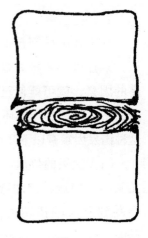

图1-10

有着良好的弹力和韧性。如果腰椎间盘承受长期的、持续的超负荷压力，容易造成椎间盘的退变。如果髓核失水、纤维环松弛及软骨板出现裂纹、椎间盘变扁，向周围组织膨出而失去弹性，这就是腰椎间盘膨出。引发此病的原因有两方面：一是长期从事重体力劳动者，二是长期久坐，缺乏锻炼，使腰部软组织过度疲劳。如司机、计算机工作人员，椎间盘反复受压，虽未破裂，但水分明显减少，再加上缺乏锻炼，使腰部肌群紧张力不足，协调性降低，自然椎间盘易于膨出。在承受过大压力时，就可能在纤维环最薄弱处，通常是后外侧部位发生破裂，髓核在缺口处突出，这就是腰椎间盘突出。

腰椎间盘的病理变化过程可分为三个阶段：

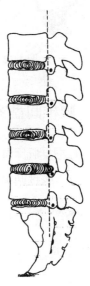

图 1-11

在第一阶段，由于纤维环的坚固性特别是后外侧处已经大大减低，在外伤和压力增加时，外力即使不大，也可使髓核产生内在的位置改变，或向外膨出，当纤维环有裂隙时，髓核可经裂隙处突出。

在第二阶段，慢性的劳损及急性的外伤都可成为促使腰椎间盘突出的因素。突出常在壮年髓核尚未失去弹性之前，经由纤维环退变最弱点或是裂隙处突出。老年纤维环和髓核则是均匀变性和脱水，常常变成整个椎间盘萎缩，或变松弛的纤维环膨出。

在第三阶段，椎间盘组织的突出导致椎间隙变窄，椎间盘也不断萎缩或完全纤维化，以致形成脊柱僵直。

腰椎间盘突出症的诊断与分型

腰椎间盘突出症是临床的常见病和多发病，其主要症状是腰腿痛和坐骨神经痛。我们应该明确的是，腰腿痛和坐骨神经痛仅仅是症状诊断，并不是腰椎间盘突出症的代名词。所以，我们仅凭腰痛和腿痛就诊断为腰椎间盘突出症是不确切的，因为除了腰椎间盘突出症之外，还有很多疾病也可以表现相同的症状和体征。在临床上，我们也曾遇到对一些并非腰椎间盘突出症的患者（如

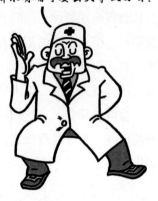

诊断不明确可要出大事故的呀！

图 1-12

棘上韧带损伤、腰脊柱结核、腰脊柱肿瘤等）施用大重量的牵引或旋转复位，导致病情加重或是造成医疗事故的情况。这不仅给患者增加了痛苦和经济负担，而且也给医护工作带来了诸多麻烦。明确的诊断是选择适宜的治疗方法的前提和保证，因此，在这里我们希望腰椎间盘突出症患者最好在有经验的医生指导下进行自我诊断，在不能明确诊断时，不要盲目治疗，要及时前往医院找相关医生进行咨询。

一、腰椎间盘突出症的诊断

1. 根据临床症状进行诊断

（1）腰椎间盘突出症的先兆症状

小知识

内脏疾病所致的腰痛有何特点？

1. 脊柱的活动不受影响。

2. 腰痛一般不是唯一的症状：除了腰痛症状外，一般有内脏疾病的其他临床表现。

3. 下腰部骨伤科方面的检查无阳性体征。

4. 腰椎影像学检查可无明显改变。

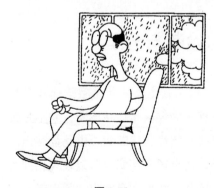

图 1-13

①容易腰扭伤：许多人都有过腰扭伤的经历，大多是因为过度或过强的运动劳损造成的。有的人往往没有什么大的运动，只是弯腰拿了点东西或洗脸或起床叠被就突然腰扭伤，休息几日或热敷或口服止痛药疼痛就能消失，患者常常以为是肌肉拉伤或肌纤维炎，而不认

为是腰椎间盘突出症的信号。

②慢性腰痛：有些患者在急性腰痛之后逐渐形成持续性的慢性腰痛，在咳嗽、喷嚏、大便用力或早晨起床后疼痛加重，休息后减轻。这样的患者实际上是较重的腰肌纤维炎，在遇到诱发因素时就有可能发生腰椎间盘突出症。

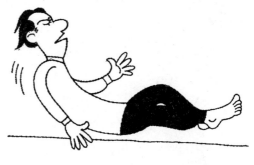

图 1-14

③发作性腰痛：在椎间盘退变伴椎间关节不稳的情况下，往往在过伸位或过屈位时发生腰痛，可反复发作，每次可持续数日或数周，在间歇期则没有任何症状。

④脊柱侧弯：有的患者腰痛伴有脊柱侧弯，而没有腿痛的症状，这种情况也应考虑是腰椎间盘突出症的前期症状。

（2）腰椎间盘突出症的临床表现：腰椎间盘突出症的病人可因髓核突出的部位、大小、病程长短以及个体差异的不同而表现出各种各样的临床症状。主要的临床表现有：

①腰部疼痛：大多数腰椎间盘突出症的病人都有这一症状。腰痛可在有明确的扭伤或外伤后出现，也可在无明显诱因的情况下出现。腰痛的范围较广泛，但主要在下腰部及腰骶部，以时轻时重的钝痛为主，急性期可有撕裂样锐痛，平卧时疼痛可减轻，久站或弯腰活动时疼痛加重。疼痛剧烈时可使腰椎活动明显受限。

②一侧或双侧下肢放射痛：下肢放射痛可在腰痛发生前出现，也可在腰痛发生后或同时出现。疼痛主要沿臀部、大腿及小腿后侧至足跟或足背，呈放射性刺痛，严重者可呈电击样疼痛。为了减轻疼痛，病人往往采取弯腰、屈髋、屈膝、脊柱侧弯的保护性姿

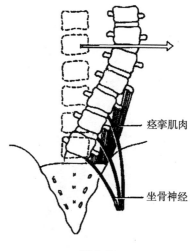

痉挛肌肉

坐骨神经

图 1-15

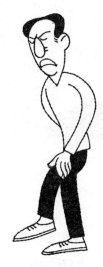

图1-16

势。放射痛一般多发生于一侧下肢，即髓核突出的一侧。少数中央型突出的患者可有双侧下肢放射痛，一般一侧轻、一侧重。

③下肢麻木及感觉异常：下肢麻木的发作一般在疼痛减轻以后或相伴出现，下肢的感觉异常主要是发凉，患肢温度降低，尤以脚趾末端最为明显，这是由于椎旁的交感神经纤维受刺激，引起下肢血管收缩的缘故。

④肌力减弱或瘫痪：突出的椎间盘压迫神经根严重时，可产生神经麻痹而致肌肉力量减弱甚至瘫痪。一般可出现胫骨前肌、腓骨长短肌、蹞长伸肌、趾长伸肌麻痹，表现为伸力或屈力下降，严重者表现为足下垂。

⑤间歇性跛行：患者行走时，可随着行走距离的增加而加重腰腿痛的症状，在休息一段时间后又可行走，再走相同的距离又出现同样的症状。

小知识┈┈┈┈┈┈┈┈**腰椎间盘突出好发于哪些椎间盘？**

　　从生物力学的角度上看，腰4、5及腰5、骶1椎间盘所承受的压力最大，其活动度也最大，而位于这两个节段的后纵韧带却相对较窄（只有上部宽度的1/2）。因而以腰4、5及腰5、骶1椎间盘容易受损，突出最为常见。

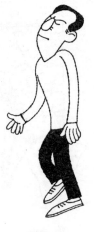

图1-17

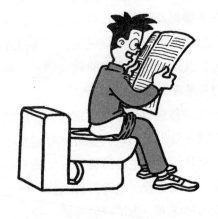

图1-18

⑥马尾神经症状：中央型的腰椎间盘突出，若突出物较大，或椎管骨性狭窄，可压迫马尾神经，出现会阴部的麻木、刺痛，排尿、排便无力，女性可出现尿失禁，男性可出现阳痿。此型应尽快手术治疗。

2. 根据相关检查及试验进行诊断

腰椎间盘突出症患者需要做的检查如下：

（1）腰部活动检查：腰椎间盘突出的患者，腰部的前屈、后伸及向患侧侧屈均可受限。前屈时椎间隙前窄后宽，促使突出的椎间盘向后挤压，也可加重对神经根的刺激，因此，腰椎间盘突出的患者可前屈受限，也可后伸受限。

其次是检查腰椎的生理曲度是否变直或后突。由于腰椎间盘突出后，刺激了相应的神经根而引起疼痛，椎间隙的后部增宽，因而在外形上出现生理前凸变小，甚至平直或反向，以尽可能加宽后部间隙，使后纵韧带紧张度增加，而髓核部分还纳。

腰椎旁的压痛点在腰椎间盘突出症诊断中具有重要价值。压痛点多位于病变椎间隙棘突旁。如突出发生在腰4、5间隙，则在腰4、5棘突间隙旁有深压痛。典型者压痛向同侧臀部及下肢沿坐骨神经分布区放射。

（2）体格检查

①直腿抬高试验和加强试验：直腿抬高试验是检查腰椎间盘突出症的一个重要方法，在一定意义上可以反映神经根受压的程度，也可以作为腰椎间盘突出症病情轻重的一个标志。加强试验可帮助鉴别直腿抬高试验阳性是由于神经还是肌肉因素所致。

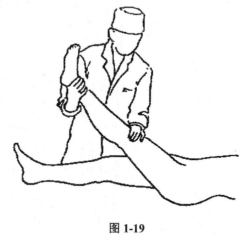

图 1-19

②健肢抬高试验：临床上结合CT检查结果，如果有多节段椎间盘突出时，可通过此试验发现引起症状的主要节段，指导临床治疗。

③屈颈试验：患者取坐位和半坐位，双下肢伸直，此时坐骨神经已处于一定紧张状态，令病人屈颈如引起下肢的放射痛为阳性。

④股神经牵拉试验：在腰2、3或腰3、4椎间盘突出时，此试验为阳性。

当腰椎后凸明显时，做此试验可因骨盆后旋而产生腰痛，但无股神经痛，不可误认为阳性。

⑤仰卧挺腹试验：腰椎间盘突出的病人直腿抬高试验多为阳性，但一些经常练功的人由于关节韧带松弛，直腿抬高到 90° 时仍可不出现疼痛，此时可用仰卧挺腹试验加以鉴别。

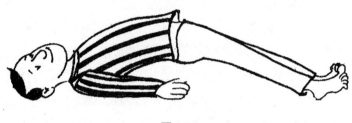

图 1-20

（3）神经系统检查：需做坐骨神经支配区的感觉、运动、反射等检查。分述如下：

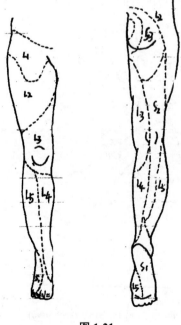

图 1-21

①感觉检查：当神经根受到刺激时，可表现为痛觉过敏，而当神经根受累时间较长或受压较明显时，则出现痛觉减退或消失。其感觉障碍的部位取决于突出的部位。腰 4、5 椎间盘突出的病人，感觉障碍区多出现在小腿外侧、后外侧或足背的内缘，而骶 1 神经根受累时，感觉障碍则出现在足跟部或足外缘。

②运动障碍及肌萎缩：当腰 4、5 椎间盘突出时，可出现患侧趾背伸力减弱。神经根受压时间较长或较重时，可出现足的背伸力、外展力减弱。腰 5、骶 1 椎间盘突出时，患足及趾的跖屈力可有不同程度减弱。

③反射改变：当骶 1 神经受到刺激或压迫时，跟腱反射可表现为减弱或消失，这对诊断腰 5、骶 1 椎间盘突出有重要参考价值。如果患侧膝反射出现异常，应警

惕是否存在腰 3、4 椎间盘突出。

3.根据影像学结果进行诊断

（1）X 线检查：对怀疑有腰椎间盘突出的病人常规拍摄 X 线片有重要的意义。

首先，X 线片能显示腰椎间盘突出的间接征象。

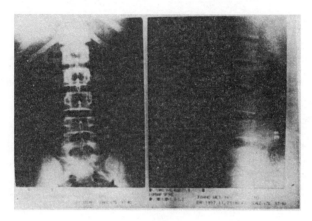

图 1-22

①单一椎间隙变窄或前窄后宽。单一的腰 4、5 椎间隙变窄，病人若同时伴有椎间盘突出的症状和体征，对此症的诊断及定位有重要的价值。

②如存在两个以上的椎间隙狭窄，除个别多处突出外，一般只表明退变，对腰椎间盘突出症的诊断及定位价值小于单一椎间隙变窄。腰 5、骶 1 椎间隙变异较多。正常情况下此间隙较腰 4、5 间隙窄 2/5，甚至 1/2 以上。因此，腰 5～骶 1 间隙只有在显著变窄时才有意义。

③椎体后缘增生的骨刺，局限性腰 4、5 间隙椎体前缘的唇样增生、椎间孔变窄等都对腰椎间盘突出症的诊断有重要的参考价值。

其次，X 线片可排除其他实质性病变。腰椎间盘突出症的症状主要是腰痛、臀痛、腰痛伴腿痛、腿痛等，症状典型者诊断并不难，而非典型的病例在早期极易与其他腰腿痛疾患相混淆，这些疾患往往可在 X 线片上被发现。例如：强直性脊柱炎、腰椎结核、骶髂关节结核、椎管内肿瘤、盆腔肿瘤、椎弓崩解、第 5 腰椎横突肥大等，在 X 线片上都有不同的表现。因此，对怀疑有腰椎间盘突出的腰腿痛患者，常规拍摄 X 线片，在诊断与鉴别诊断上有重要意义。

（2）CT检查：CT是从20世纪70年代开始发展起来的计算机体层扫描技术，它具有检查方便、图像清晰、密度分辨率高、无痛苦等优点。20年来发展迅速，在临床中积累了丰富的经验，是确诊腰椎间盘突出症的最简单、有效、直观的方法。腰椎间盘突出症的CT图像表现有：

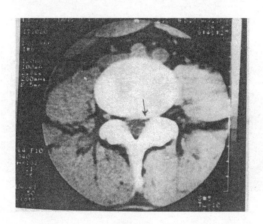

图 1-23

①椎间盘后缘变形：正常情况下，椎间盘后缘与骨性关节面板的边缘平行，在髓核突出时，椎间盘后缘有一局部突出，根据局部改变的性质可区分为椎间盘破裂与弥漫性膨出，后者为退行性变的一种早期征象。

②硬膜外脂肪移位：正常的硬膜外透亮区其形态和大小对称，椎间盘纤维环破裂时，呈软组织密度突出的髓核，替代了低密度的硬膜外脂肪，在椎间盘突出的平面上，两侧的透亮区不对称。

③硬膜外间隙中的软组织影：硬膜外间隙中的软组织影代表突出的髓核的大小和位置。

④硬脊膜囊变形：当椎间盘突出时，其后缘变形，硬脊膜囊也同样受压变形，在大的椎间盘突出病例中，硬脊膜囊可显著变形并缩小呈新月形裂隙状。

⑤神经根鞘的压迫和移位：正常情况下的神经根鞘位于骨性椎管的外侧、椎弓根的内侧，在椎间孔内。椎间盘突出时，根鞘可向后推移。

⑥突出的髓核钙化：髓核长期突出时，突出物可钙化变性，呈现高密度影。

小知识

什么原因能引起下腰痛？

1. 腰椎先天性或发育的异常，如先天性腰椎管狭窄症等；

2. 腰椎退行性改变，如老年性骨质疏松症等；

3. 下腰部炎症，如腰背部筋膜纤维织炎；

4. 下腰部损伤，包括急性腰扭伤；

5. 下腰部肿瘤；

6. 邻近组织的疾患、梨状肌综合征等；

7. 其他。

⑦真空现象：髓核本身的脱水和变性使髓核内积气，称真空现象。椎间盘内气体的存在为一种变性征象。突入椎体的髓核，其周围可见到骨硬化带，称为施墨结节。

（3）核磁共振：核磁共振成像技术是近十几年来发展起来的一项新技术。它无需借助 X 线，对人体无辐射危害。其成像清晰度高，可以直接观察脊髓和髓核组织、纤维环。

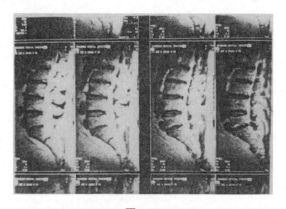

图 1-24

腰椎间盘突出症患者由于髓核脱水退变，使其 MR 信号减弱，在矢状位片中，髓核的大小、形态以及信号强弱均可以得到清楚的反映。在正常情况下，髓核的后缘应不超过相应椎体的边缘，其信号强度均匀。当椎间盘发生退变而突出时，MR 信号将减弱。信号的强度越低，表示椎间盘的退变程度越重。

随着退行性变的加重，在矢状位上可以看到髓核 MR 信号进一步降低，椎间隙变窄，椎间盘向后突出超出椎体后缘。在有些患者的矢状位片上，可以看到脊柱后方的脂肪白线受压中断。

由于核磁共振技术成像的高清晰度，大大提高了腰椎间盘突出症的确诊率，避免了患者在术前再做椎管造影之苦。

二、腰椎间盘突出症的鉴别诊断

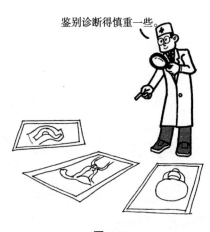

鉴别诊断得慎重一些。

腰椎间盘突出症在不同的发病阶段可表现为腰痛、腰痛伴腿痛、腿痛等症状，而临床上这类症状也较多，鉴别如下：

1.强直性脊柱炎

是一种与遗传有关的疾病，发病年龄较轻，早期多表现为腰部、腰骶部或髋部疼痛，腰部板直。病变向上发展可波及胸椎和颈椎，最后整个脊柱都可能

图 1-25

僵直。X 线片早期可见骨质疏松，小关节间隙模糊，周围韧带钙化呈竹节样变，活动期血沉可增快，类风湿因子阳性，少数病人有低热。

2.腰椎结核

发病年龄较轻，持续腰痛无反复性发作，偶尔有放射性腿痛，多伴有低热、盗汗、食欲减退等结核中毒症状。血沉增快，X 线片可见椎间隙变窄，骨质破坏出现死骨。有时在肺内可查到原发病灶。

3.腰骶管内肿瘤

腰骶管内以神经鞘瘤、脊膜瘤、脊索瘤等为常见，这些肿瘤可引起腰、骶、臀、腿痛，也可压迫马尾神经，导致双下肢感觉、运动障碍，因此要与中央型椎间盘突出相鉴别。前者的发病较缓慢，症状、体征进行性加重，可在 CT、核磁共振检查中发现。

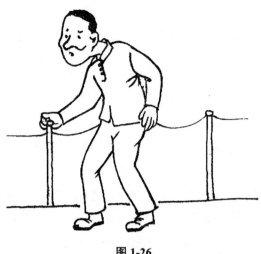

图 1-26

4.腰椎后关节滑膜嵌顿

此症发作时多有腰部前屈加旋转的动作，疼痛剧烈，以腰部为主，压痛部位多在小关节处，放射不明显，推拿被动手法治疗效果好。

5.梨状肌综合征

可表现为臀部及下肢痛，一般无腰痛，常为慢性，可有急性发作。梨状肌紧张试验阳性，梨状肌触诊异常。

6.臀上皮神经综合征

此症可表现为臀痛、腿痛，其特点是腿痛多不过膝，在臀部可触及直径约数毫米、长数厘米的痛性筋束，无神经根受压体征。

此外，当腰椎间盘突出症仅出现腰痛症状时，应与单纯性腰痛相鉴别。

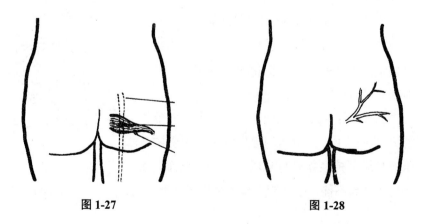

图 1-27　　　　　　　　　　　　　　图 1-28

三、腰椎间盘突出症的分型

1.根据髓核突出的方向分型

（1）单侧型：产生单侧下肢症状，此型最为多见。

（2）双侧型：出现双侧下肢症状。

（3）中央型：可压迫马尾神经，可出现会阴部麻痹及大小便障碍等症状。

2.根据椎间盘突出的程度分型

（1）膨出：髓核未突破纤维环，纤维环整体移位后压迫相邻组织。此型最轻，也最易于恢复。

（2）突出：髓核突破纤维环，刺激、压迫周围组织，未突入椎管内。此型最常见，一般保守治疗能够恢复。

（3）脱出：突出的髓核进入椎管内。此型较少见，保守治疗困难，在保守治疗无效的情况下宜尽早手术治疗。

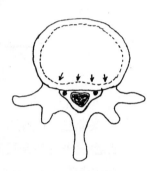

图 1-29

3.根据纤维环的破损情况及椎间盘内容物的位置分型

（1）凸起型：此型中仅有椎间盘纤维环内层破裂，但纤维环外层完整，椎间盘内容物向破裂纤维环挤压突出。临床上此种类型也称腰椎间盘膨出，是椎间盘突出的早期改变。

（2）破裂型：此型中椎间盘纤维环完全破裂，突出的髓核及纤维环仅有后纵韧带遮覆，突出物合并后纵韧带向外侧挤压可产生相应的临床症状。此型是临床上最常见的一种。

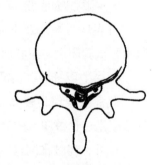

图 1-30

（3）游离型：突出的椎间盘穿过后纵韧带扩张部游离于椎管中，此游离的突出物可在椎管中滑动，压迫马尾部神经并可与马尾神经产生粘连。此型保守治疗效果不佳，故临床上多选用手术治疗。

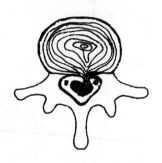

图 1-31

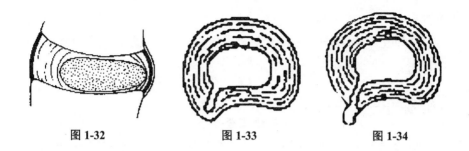

图 1-32　　　　　　图 1-33　　　　　　图 1-34

腰椎间盘突出症的西医治疗

如果您不幸患上了腰椎间盘突出症，首先应该在医生的指导下积极采取治疗措施，切勿延误病情影响健康。目前常用的西医治疗手段主要有药物疗法、局部封闭疗法、牵引疗法、硬膜外注射疗法、骶管注射疗法、物理疗法和手术疗法等。下面我们给朋友们一一介绍。

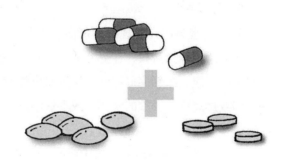

图 1-35

一、药物疗法

1. 内服药物

（1）解热、镇痛、抗炎类：阿司匹林是最常用的镇痛药，作用和缓安全，用于各种神经痛及关节痛。但禁止长期大量服用，有胃溃疡患者慎用。

（2）非甾体类镇痛药：吲哚美辛、布洛芬等，镇痛效果优于阿司匹林，抗炎、抗风湿也较强，但因有一定副作用，如头痛、恶心、呕吐、皮疹及胃肠道反应，对肝肾亦有损伤，故应在医生指导下服用。

（3）中枢性肌肉松弛剂：氯唑沙宗，对缓解肌肉疼痛有一定作用。

（4）对处于急性期的患者，因其脊神经根水肿，引起剧烈疼痛，甚至继发蛛网膜粘连，可口服或静滴类固醇药物，辅以利尿剂或脱水剂，以消除神经根水肿。

（5）维生素 B₁ 等神经营养药对神经损伤有一定恢复作用，也常在一些复方中使用。

小知识

何为腰椎管狭窄症？

腰椎管狭窄症是指构成椎管的骨性组织或软组织，由于先天性发育的原因或后天性退变的各种因素，造成的椎管、神经根管、椎间孔等任何形式的狭窄，引起马尾神经或神经根受压迫或刺激，出现一系列临床表现的综合征。可与腰椎间盘突出伴随。

（6）如患者疼痛难忍，一般止痛药物效果不佳时，可口服吗啡缓释片或注射哌替啶针等。但这类药物具有成瘾性，应严格在医生指导控制下短期使用。

2. 静脉给药

腰椎间盘突出症表现的疼痛症状主要是突出物压迫神经根产生的炎症反应产物刺激神经根所致，在促使突出物复位的同时通过静脉给药可以消除神经根的炎症反应，减轻疼痛症状，缓解肌肉痉挛，使手法易于进行。因此，在病变早期或疼痛症状较重的时候，或手法治疗前后应选用缓解神经根水肿、止痛消炎解痉的药物，具体处方如下：

（1）在急性期用地塞米松 10mg，加 10% 葡萄糖注射液 500ml 静脉滴注，每日 1 次，连用 5~7 日。

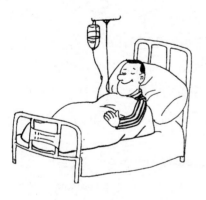

（2）甘露醇 250ml 加压滴注，每日 1 次，连用 7~10 日。

（3）复方丹参注射液 10ml 加生理盐水 500ml 静脉滴注，每日 1 次，连用 7~10 日。

（4）青霉素 800 万单位，加生理盐水 500ml 静脉滴注，每日 1 次，连用 3~5 日。

图 1-36

（5）环丙沙星 250ml 静脉滴注，每日 1 次，连用 3~5 日。

在静脉给药后，可以有效地减轻神经根的炎症反应及肌肉的痉挛，使复位手法变得轻松。还可以减轻手法带来的副作用，尽可能地减少痛苦。

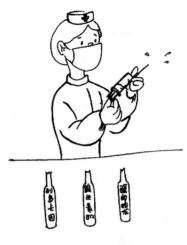

二、局部封闭疗法

腰椎间盘突出症所表现的症状大多数是因神经根或其他软组织的炎症、水肿而引起的神经性疼痛。封闭疗法就是针对患部的炎

图 1-37

症，用一定浓度的麻醉剂与激素类药物混合注射到局部，可收到消炎镇痛、改善局部循环代谢障碍的作用。

封闭一般多用 2% 利多卡因注射液 5ml，如用普鲁卡因，需做皮试，皮试阴性后方可应用。激素类一般用强的松龙 5mg，可根据不同病情配伍透明质酸酶、当归注射液、维生素 B_{12} 注射液、天麻注射液、胎盘注射液等。

局部封闭疗法可选择腰背部筋膜、腰肌起止点、腰大肌、腰方肌、梨状肌、棘上韧带、棘间韧带等部位，结合压痛点进行封闭治疗。

穴位封闭疗法常取：三焦俞、肾俞、大肠俞、志室、足三里、环跳、委中、承山等穴。一般每穴注入混合液 1ml，3~5 日注射 1 次。

小提示

实话实说

如果你还是认为"等我的生活再好一些时，我会心情舒畅的"，那么你一辈子也感受不到幸福和欢乐。

封闭疗法的注意点如下：

1. 应明确诊断，选好适应证，因激素仅对非感染性骨科疾患有效，凡化脓性、结核性的骨关节疾病都应视为禁忌证。

2. 封闭疗法一般 5~7 日 1 次，3~6 次为 1 个疗程，如封闭疗法 2~3 个疗程无效，则应停用，改用其他疗法。

3. 要绝对严格执行无菌操作，以防引起感染。

4. 封闭疗法使症状减轻后，应注意休息，限制负重，保护关节，以防复发。

三、硬膜外注射疗法

硬膜外注射疗法治疗腰椎间盘突出症具有安全可靠、操作方便、疗效较肯定的优点，近年来已被广泛应用于临床，是一种快速、方便、有效的方法。

硬膜外注射疗法的常用配方有：①醋酸泼尼松或氢化可的松 3ml，加生理盐水 10~15ml。②醋酸泼尼松 3ml 加 2% 的盐酸利多卡因 7ml。③地塞米松注射液 5mg 加 2% 利多卡因 5ml。在注入药液过程中，若患者有胀感沿坐骨神经向远端放射，则疗效较好；若出现剧烈的腰痛、腿痛感时可分次注射，每注入 3~5ml 后，间隔 1~2 分钟，无不良反应时再继续注射。注射完毕针孔用创可贴封盖，患者休息 10 分钟无不良反应即可回病房卧床休息。一般 3~5 日注射 1 次，3 次为 1 个疗程。

四、骶管注射疗法

骶管注射疗法也叫骶疗，是治疗腰椎间盘突出症的一种保守疗法。它是通过骶管经硬膜外腔注入药物，药物直接作用于突出的椎间盘和受压的神经根，使局部无菌性炎症和神经根水肿引起的症状得到缓解。故骶疗主要适用于腰椎间盘突出症急性期，神经根水肿明显、疼痛症状较重时疗效最好。

骶疗常用的药物配方为：复方丹参注射液 6ml，2% 利多卡因 3ml，维生素 B_1 2500μg，加兰他敏 5mg，地塞米松 30mg。一般间隔 15 日左右进行 1 次，3 次为 1 个疗程。由于骶管注射后可能对血液循环有一定的影响，对严重贫血、高血压及心脏代偿功能不良者不宜采用骶疗。

五、物理疗法

腰椎间盘突出症患者可配合理疗以缓解肌肉紧张、解除肌肉痉挛、消除神经根的炎症水肿、松解粘连，在腰椎间盘突出的不同时期可分别采用不同的理疗方法。

急性期的病理特点是损伤后的炎症、水肿较重，此期的治疗原则是消除炎症、水肿，缓解因炎症引起的肌肉痉挛、疼痛症状。可用干扰电治疗，每日2次，每次20分钟，可缓解肌肉痉挛，减轻疼痛。急性期除因受凉复发的病人外，禁用温热量以上的热性理疗方法对腰骶部治疗，以免因热量积聚致局部血管扩张而加重炎症的症状。

缓解期的特点是神经根的炎症、水肿较轻，而肌肉的劳损、神经干的血液循环较差，这时理疗的重点在于消除腰部软组织的炎症，改善神经干的血液循环状态，促进腰椎功能的恢复。腰椎间盘突出症因受凉或劳累复发的病人如果症状不重，仅有腰部疼痛时，也可选用同样的理疗方法治疗。主要方法有：

1. 热水袋外敷

腰突症后期腿痛症状减轻后，往往有腰痛、腰酸、腰软的感觉，阴雨天加重，这时可用热水袋外敷，以缓解疼痛，消除疲劳。由受凉引起腰痛时也可用本法。注意水的温度，不要过热，以免烫伤皮肤。

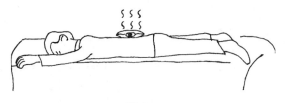

图 1-38

2. 电吹风外用

开动电吹风的强档，用热风吹拂腰腿疼痛、麻木的部位，家属可将手放在吹风部位，防止过热烫伤。每次15~20分钟，每日2次。

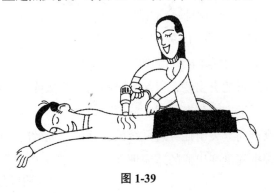

图 1-39

3. 粗盐粒炒热外敷

粗盐粒热容量高，在铁锅内炒热后用布包好，热敷局部，以温热为度。有温热散寒、通经活络、祛瘀散结的功效。

小提示

为何有的腰突症患者需进行二次手术？

1. 手术不彻底，未能完全解决引起症状的病变因素。

2. 术中操作不当引起一些必须再次手术解决的并发症。

3. 即使手术本身成功，随着时间的推移，发生新的椎间盘突出或椎管狭窄，可能需要第二次手术治疗。

腰椎间盘突出症患者配合适当的理疗可改善血液循环，降低肌肉痉挛，消除肿胀，减轻疼痛症状，减少治愈后的复发率。现在市场上已有许多种简便、有效的理疗器械可供选用，如频谱治疗仪、中频电治疗仪、蜡疗、电按摩器、神灯、场效应治疗仪等，可根据个人情况选用，亦可起到辅助治疗作用。

六、手术疗法

1. 手术适应证

绝大多数腰椎间盘突出症患者可以通过保守治疗而愈，保守治疗的方法很多，都有各自的适应证。如果一种保守治疗方法效果不明显，不要失去信心，应当认真研究病情，选择另一种合适的治疗方法，现在临床上只有约5%的病人最后需要手术治疗。手术治疗可较彻

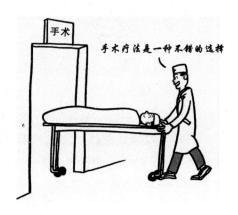

图 1-40

底地消除压迫脊神经根的突出物，以解除腰腿痛的临床症状。随着科学技术的发展，手术器械、手术方式都有了很大的改善，手术治疗的创伤越来越小，效果越来越好。当腰椎间盘突出症经过系统的保守治疗无效时，应尽快接受手术治疗，手术治疗腰椎间盘突出症的适应证如下：

（1）诊断明确，病史超过半年，疼痛严重，经正规系统的保守治疗无效者，应及早手术治疗，以减轻痛苦。

（2）症状明显，疼痛严重，屡次发作，影响工作、学习和生活，经正规系统的保守治疗无效的中年患者。

（3）椎间盘中央型突出，压迫马尾神经，出现明显的马尾神经受压的症状，影响大小便功能，经正规系统保守治疗无效的患者。

（4）椎间盘脱出较大，压迫神经根或硬脊膜囊，症状表现严重，经正规系统保守治疗效果不显著，症状仍较严重，影响工作、行走的患者。

（5）出现严重持续的下肢麻木、感觉异常或肌肉麻痹，出现足下垂，经正规系统保守治疗无效，日常生活受到严重影响的患者。

（6）合并有其他原因的腰椎管狭窄，需行椎管手术探查的患者。

总之，手术前要经过正规系统的保守治疗，确认无效，严重影响日常工作、生活者，才考虑手术治疗。

2. 手术方式

腰椎间盘突出症手术治疗根据手术入路、切口的大小、位置不同有多种方式，下面简要介绍：

（1）后路典型手术方法：适于各种类型的椎间盘突出，局麻或局麻加硬膜外麻醉，取侧卧位，术中切除单侧椎板或全椎板，切除患椎间隙的黄韧带和髓核，硬膜外置引流条引流，24小时后拔出。术后卧床3~4周，行腰背肌锻炼，下地练习活动，3个月后可恢复一般轻体力劳动，禁止重体力劳动。

（2）小切口椎间盘切除术：适于单节段椎间盘突出，要求定位准确，手术切口在5cm左右，局麻，术中切除椎板及上下关节突，切除黄韧带及髓核，术后处理同上。

（3）经腹入路腰椎间盘摘除术：又称前路手术。其优点是不损伤腰背部肌肉，不累及椎管；能很好地暴露椎间隙和椎间盘，完全切除病变椎间盘；可同时处理腰4、5和腰5、骶1椎间盘；椎间盘切除后可植骨，保持椎间隙高度并能达到骨性融合；避免损伤椎管内静脉，并可同时处理退行性腰椎滑脱。缺点是创伤较大，术后恢复时间长，术中可能损伤上腹下神经丛，也有可能损伤输尿管和髂总静脉等。

（4）前路腹膜外腰椎间盘切除术：与经腹入路椎间盘切除术不同的是其切口在腹部侧下方，入路在腹膜外，避免了对肠道的损伤。术后早期易发生肠麻痹，可注射新斯的明 0.5mg，每隔半小时重复 1 次，共 3 次。

（5）腰椎间盘切除的显微外科手术：显微外科手术是一种极度保守的腰椎间盘手术，该手术的操作完全在手术显微镜下用显微外科手术器械进行。手术的适应证与其他手术方式相同。切口只需 3cm，只切除黄韧带，不切椎板和关节突，可更轻柔地操作，减少损伤的机会。手术约需 35~45 分钟，平均住院 3.1 日，4~6 周即可恢复工作。

3. 手术并发症

腰椎间盘位于腰椎之间，手术过程中要暴露突出的椎间盘，需经过皮肤、腰大肌、腰方肌、椎弓根、小关节、神经根等组织，若操作不当可能出现一些并发症。常见的并发症有：

（1）椎间盘感染：约有 1% 左右的感染率，预防的方法是严格无菌操作，动作轻柔，尽可能减少腰背部软组织的损伤；认真止血，减少血肿形成；对二次或多次手术的病人，由于局部疤痕组织多，血运差，在术前 1~2 日全身应用抗生素进行预防。如果发生感染，应用抗生素治疗约 1 个月左右可以治愈，严重的需要再次手术治疗。

（2）血管损伤：大血管损伤极少见，主要发生于后路手术过程中。预防的方法是熟悉腰椎局部的解剖关系，用髓核钳挖取突出物时，要掌握好深度，适可而止。一旦有大血管损伤，要及时手术探查，修补血管，挽救生命。

（3）神经损伤：神经根牵拉时间过长或用力过大，可造成神经根缺血，导致神经失用。当椎间盘突出在关节突深面或伴有侧隐窝狭窄时，常需将关节突切除，此时用咬骨钳或骨凿切除关节突时，要密切注意神经的位置。手术中如出现静脉出血，应用明胶海绵压迫止血，切不可在椎管内用电凝止血，避免损伤邻近的神经根或马尾神经。如果在脊髓麻醉时椎管内麻醉药物局部浓度过高，可损伤神经引起足下垂。

（4）脊柱不稳：在腰椎间盘突出症手术后，有一部分人的坐骨神经痛消失而腰痛持续存在，其中一部分原因是脊柱不稳，主要见于椎板切除后的患者。严重者可行脊柱融合术，解决脊柱不稳所致的腰痛。

腰椎间盘突出症手术过程中虽可产生以上并发症，但只要认真预防，发生的机会是很少的。至于常常担心的那种手术会导致瘫痪的问题，大可不必多虑，几乎没有发生的可能，如果有了手术的指征，尽可以放心地进行手术。

4. 术后注意事项

腰椎间盘突出症患者在手术后腰椎的结构发生了较大的变化，随着这些结构的变化，腰椎的功能活动也要相应注意协调，只有协调好这些变化，损伤的组织才能得到修复愈合，为适应将来更好的功能活动做好准备。

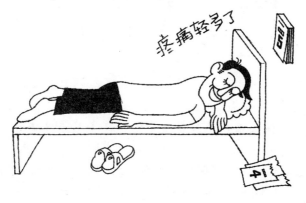

图 1-41

（1）充分休息：当突出的髓核及变性的椎间盘组织摘除后，周围的韧带、肌肉及保留的椎间盘组织需经历一个较长的修复愈合过程，其间结缔组织逐渐趋向于致密、稳定，但结构还没有完全正常，术后虽可早期离床活动，但在一定时间内仍需限制活动，要避免腰部急剧的前屈、后伸及旋转活动，避免搬扛重物及剧烈的运动。

（2）适当锻炼：术后突出的髓核和变性的椎间盘组织摘除后，椎间隙变窄，结果会导致相邻椎间隙及小关节结构关系的继发改变，加速相邻椎间盘和小关节的退变。为防止腰椎不稳的发生或其他间隙的再突出，巩固手术疗效，重新建立脊柱的内外平衡，坚持腰背部肌肉的功能锻炼是十分必要的。锻炼可参考后面的预防部分，循序渐进地进行，腰、腹部肌群均需锻炼，一般从术后3周疼痛明显减轻后开始。

（3）佩戴腰围：病人在术后卧床1个月后起床时一定要用腰围固定腰椎，减少躯干的重量对椎间盘的压力，有利于椎间盘和小关节的恢复。一般在术后3个月后可逐渐减少用腰围的时间，在活动幅度较大时用，行走时可解下，约5个月后完全去掉。如果X线片上发现有腰椎失稳的现象，伴有久坐后腰痛，腰部后伸疼痛时，可使用腰围直至症状消失。

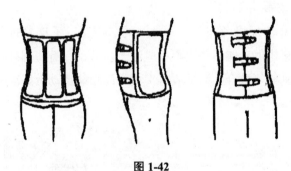

图 1-42

小提示

腰突症既不能轻易手术，也不能一味保守

　　腰椎间盘突出症的手术适应证非常严格，手术并非治疗的首选。有一部分手术适应证的患者经保守治疗后主要症状可以缓解，但总要遗留一些症状难以改善；而多数手术适应证患者任何保守疗法都不能代替，必须接受手术治疗，而且越早越好，否则，神经功能的丧失可能会成为永久性的。

（4）对症治疗：如病人在手术后遗留一些腰部不适或劳累后酸痛等症状，

或椎管内病变解除后，原来是次要症状的椎管外病变，如腰 3 横突综合征、腰背部肌筋膜炎、腰部棘间或棘上韧带损伤等成为主要矛盾。此时可采用局部封闭、理疗、外用中药及柔和的推拿手法等治疗，切忌重力的推、扳及旋转手法。另外，手术中损伤的毛细血管难以完全恢复，局部血液循环较差，术后会有怕凉的感觉，患者应注意保暖，避免受凉。

中医学对腰椎间盘突出症的认识

腰椎间盘突出症是西医的病理诊断病名，中医没有这个病名，根据症状特点，可归于"腰痛"、"腰腿痛"的范畴。对于腰痛一病，中医学早有记载，认识也很深刻，如《素问·刺腰痛》中有这样的记载："衡络之脉令人腰痛，不可以俯仰，仰则恐仆，得之举重伤腰。"《医学心悟·腰痛》记载："腰痛拘急，牵引腿足。"以上所描述的这些症状为腰痛合并下肢痛，这与西医所说有关腰椎间盘突出症的症状相似。中医称之为"腰腿痛"或"腰痛连膝"等。《灵枢·经脉》："项如拔，脊痛，腰似折，髀不可以曲，腘如结，踹如裂，是为踝厥。"其中"踝厥"是典型的腰腿痛症状，且疼痛剧烈，类似于今天的腰椎间盘突出症。

图 1-43

早在两千多年前的《黄帝内经》时代，人们就已经发现肾亏体虚、外邪（寒湿、湿热）侵袭、气滞血瘀与腰痛的发生有着密切的关系。随着岁月的更替、时代的变迁，后世医家在此基础上对腰痛的病因病机不断补充和完善，使其理论不断发展，内容日渐充实，至今形成了比较完备的理论体系。为了更清楚地了解腰痛的病因病机，下面将逐一进行介绍。

一、腰痛的病因

中医学认为腰痛产生的病因主要有以下几种：

1. 外感风寒湿邪、经脉痹塞

一般多由居住的环境潮湿，或者劳作之后汗出当风，或者是冒雨着凉，腰部失护，导致风寒湿邪乘虚而入，客于膀胱经及督脉，造成气血凝滞，脉络不通而发为腰痛。

2. 感受湿热之邪

岁气湿热行令，或时值长夏季节，湿热交蒸，或寒湿之邪蕴积日久，郁而化热，转为湿热。热邪性升散，灼伤津血，如果感受了这样的邪气，经脉就会被阻滞，从而出现腰痛的症状。

3. 急性闪挫，气血瘀滞

这类腰椎间盘突出症的发病常因击扑闪挫、跌打损伤引起。外伤导致经络损伤、气滞血瘀，从而产生疼痛如锥刺、发有定处等症状。

4. 久病劳损、肾气亏虚

这类腰椎间盘突出症病人多为年龄较大、病程较长、体质较差者。张景岳认为："凡腰痛悠悠戚戚，屡发不已者，肾之虚也。"这种类型的腰椎间盘突出症常因七情内伤、房室不节，或年老体衰、肾气亏损、筋脉失养所致。

二、腰痛的病机

中医学认为腰为肾之府，是肾之经气充盈的区域。中医经络学说认为，肾与膀胱互为表里，足太阳经过之。此外，任脉、督脉、冲脉、带脉也分布其间，所以内伤则不外乎肾虚。然而，外感风寒湿热诸邪气，以湿性黏滞，最容易痹着腰部，所以外感总也离不开湿邪为患。内因与外因两者相互影响，如《杂病源流犀烛·腰

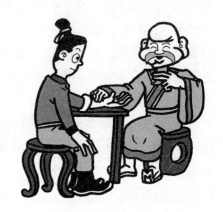

图 1-44

脐病源流》所说："腰痛，精气虚而邪客病也……肾虚其本也，风寒湿热痰饮，气滞血瘀闪挫其标也，或从标，或从本，贵无失其宜而已。"这就说明了肾虚是腰痛发病的关键所在，风寒湿热等邪气的痹阻不行，常因为肾虚而客，否则虽然是感受了外邪，也不至于出现腰痛。至于劳力扭伤，则与瘀血有着密切的

关系，临床上这种类型也不少见。

三、腰痛的辨证分型

根据以上腰痛的病因病机，中医一般可将腰痛分为以下4个证型：

1. 寒湿型

腰痛时轻时重，酸胀重着，转侧不利，遇冷加剧，得温则减，舌苔白腻，脉沉细。

2. 湿热型

腰痛，伴有热感，腿痛为胀痛或跳痛，小便黄浊，口苦。舌苔薄白或黄腻，脉弦数。

3. 气滞血瘀型

腰腿痛，痛有定处，双下肢麻木重着，腰部僵硬。舌质紫暗，有瘀斑，脉涩不利。

4. 肾虚型

腰痛而酸软，双下肢乏力，腰痛遇劳加重，休息后减轻，喜按喜压，舌苔薄白，脉细。

以上分型并不是绝对的，可能两种或三种兼而有之，应根据具体情况灵活运用。

第二章　认识经络和腧穴

什么是经络和腧穴

一、经络简介

1.认识经络

经络是运行全身气血、联络脏腑肢节、沟通上下内外的通路。人体体表之间、内脏之间以及体表与内脏之间，由于经络系统的联系而构成一个有机的整体。经，有路径的意思；络，有网络的意思。经脉是主干，络脉是分支。经脉大多循行于深部，络脉循行于较浅的部位，有的络脉还显现于体表。经脉有一定的循行路径，而络脉则纵横交错，网络全身，把人体所有的脏腑、器官、孔窍以及皮肉筋骨等组织联结成一个统一的有机整体。

经络系统，包括十二经脉、奇经八脉、十二经别、十五络脉，及其外围所联系的十二经筋和十二皮部。十二经脉与奇经八脉中的任脉、督脉合称十四经。

2.十四经的分布

分布于上肢的经脉为手经，分布于下肢的为足经。肢体内侧的为阴经，从前到后依次为太阴、厥阴、少阴（足内踝上8寸以上），内属五脏；肢体外侧的为阳经，从前到后依次为阳明、少阳、太阳，内属六腑。相对的脏腑经脉构成表里关系（表2-1）。

表 2-1　　　　　　　　　　　　　十二经脉名称分类表

部　　位		阴经（属脏）	阳经（属腑）
上肢	前缘	手太阴肺经	手阳明大肠经
	中线	手厥阴心包经	手少阳三焦经
	后缘	手少阴心经	手太阳小肠经
下肢	前缘	足太阴脾经	足阳明胃经
	中线	足厥阴肝经	足少阳胆经
	后缘	足少阴肾经	足太阳膀胱经

十四经脉具体循行图（图 2-2）：

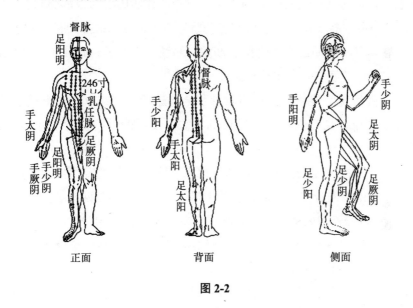

正面　　　　　　　　背面　　　　　　　　侧面

图 2-2

二、腧穴简介

1. 认识腧穴

习惯上称"穴位"，是人体脏腑经络之气输注结聚于体表的所在，也就是临床上针刺艾灸的部位。当某些内脏有病时，在所属经络上的某些腧穴就会出现病理反应，如压痛点或特殊的过敏点，针灸疗法就是刺激这些"点"来调整经络与脏腑的功能而取得疗效。

2. 腧穴分类

（1）经穴：是属于十四经系统的腧穴，约有三百六十多个。其中，具有特殊治疗作用并用特殊称号概括的腧穴，称为特定穴。

（2）经外奇穴：是没有归属于十四经的腧穴，因其有奇效，故称"奇穴"。约有一百多个。

（3）阿是穴：是一种没有固定位置、名称的腧穴，以压痛点或其他反应点作为腧穴，所以又叫"压痛点"、"天应穴"。

3. 定位方法

针灸临床疗效与取穴是否准确有很大关系。常用的取穴方法有如下 4 种：

（1）体表解剖标志定位法：即自然标志定位法，是以人体解剖学的各种体表标志为依据来确定腧穴位置的方法。由骨节和肌肉所形成的突起、凹陷、五官轮廓、发际、指（趾）甲、乳头、肚脐等是固定标志；各部的关节、肌肉、肌腱、皮肤随着活动而出现的空隙、凹陷、皱纹、尖端等，则属于活动标志，即需要采取相应的姿势才会出现标志。

（2）骨度折量定位法：是将体表骨节全长进行规定，以此来折量全身各部的长度和宽度，进行穴位分寸定位的方法。常用的骨度折量分寸如表 2-2 所示。

（3）手指同身寸定位法：是指依据患者本人手指所规定的分寸来量取腧穴的方法。如中指同身寸：是以患者的中指中节屈曲时内侧两端纹头之间作为 1 寸，可用于四肢部取穴的直寸和背部取穴的横寸；横指同身寸：又名"一夫法"，是由患者将食指、中指、无名指和小指并拢，以中指中节横纹为准，四指横量作为 3 寸（图 2-3）。

（4）简便取穴法：是一种简单的取穴方法，如直立位两手下垂中指尖取风市穴等。简便取穴只是一种辅助性的方法。

表 2-2　　　　　　　　　　　常用骨度分寸折量表

分部	部位	骨度分寸	说明
头部	前发际正中至后发际正中	12	眉心至前发际为3寸，大椎至后发际为3寸。天突即胸骨上窝
	两额角发际之间	9	
	耳后两乳突之间	9	
胸腹部	天突至剑胸结合中点	9	
	剑胸结合中点至肚脐	8	
	肚脐至耻骨联合上缘	5	
	两乳头之间	8	

续表

分部	部位	骨度分寸	说明
背部	肩胛骨内缘至后正中线	3	
	肩峰端至后正中线	8	
上肢部	肘横纹至腕横纹	12	
	腋前纹头至肘横纹	9	
下肢部	股骨大转子至腘横纹	19	
	腘横纹至外踝尖	16	
	胫骨内侧髁下方至内踝尖	13	

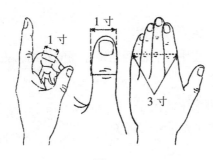

图 2-3

治疗腰椎间盘突出症的常用穴位

1. 悬枢（图 2-4）

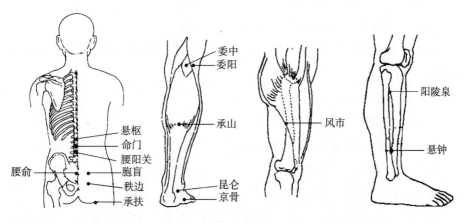

图 2-4

定位：第 1 腰椎棘突下凹陷中。

刺灸法：向上斜刺 0.5~1 寸。可灸。

功效：温经散寒，通络止痛。

 开心一乐

椎间盘何时开始变性？

据 Conventyry 报告，在接近 20 岁时，椎间盘中已有退行性变，20 ～ 30 岁间有的已有明显的退变，纤维环出现裂隙。

主治：腰脊强痛、腹痛、泄泻。

配伍：配伍肾俞、委中，有温经通络止痛的作用，主治腰痛、腿痛。

2. 命门（图 2-4）

定位：第 2 腰椎棘突下凹陷中。

刺灸法：向上斜刺 0.5~1 寸。可灸。

功效：补肾益气，固涩精关。

主治：腰脊强痛、阳痿、遗精、带下、月经不调、泄泻。

配伍：配伍肾俞，有调补肾气的作用，主治肾虚尿多、腰酸背痛。

3. 腰阳关（图 2-4）

定位：第 4 腰椎棘突下凹陷中。

刺灸法：向上斜刺 0.5~1 寸。可灸。

功效：温经散寒，通络止痛。

主治：腰骶痛、下肢痿痹、月经不调、遗精、阳痿。

配伍：配伍肾俞、次髎、委中，有温经散寒、通经活络的功效，主治寒湿性腰痛、腿痛。

4. 腰俞（图 2-4）

定位：当骶管裂孔处。

刺灸法：向上斜刺 0.5~1 寸。可灸。

功效：通经活络，散寒止痛。

主治：腰脊强痛、下肢痿痹、月经不调、痔疾、癫痫。

配伍：配伍膀胱俞、长强、上髎、下髎、居髎，有温经散寒、通经活络的功效，主治腰痛、髋胯痛。

5.腰眼（图2-5）

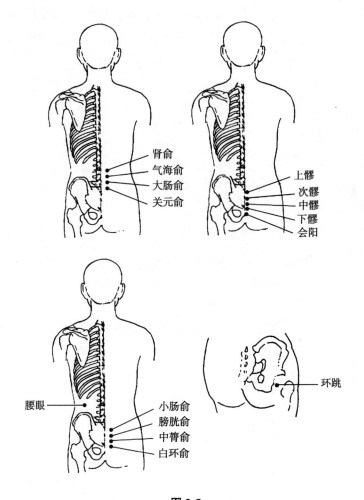

肾俞
气海俞
大肠俞
关元俞

上髎
次髎
中髎
下髎
会阳

腰眼

小肠俞
膀胱俞
中膂俞
白环俞

环跳

图 2-5

定位：第4腰椎棘突下，旁开3.5寸的凹陷中。

刺灸法：直刺1~1.5寸。可灸。

功效：补肾壮腰。

主治：本穴为治疗腰痛必取穴位。临床还可以用于月经不调和带下。

6.肾俞（图2-5）

定位：第2腰椎棘突下旁开1.5寸。

刺灸法：直刺 0.5~1 寸。可灸。

功效：益肾壮阳，舒筋通络，祛湿利水，强身健脑。

主治：腰痛、遗尿、遗精、阳痿、月经不调、白带、水肿、耳鸣、耳聋。

配伍：配伍殷门、委中，有行气通经活络的作用，主治腰膝酸痛。

7. 气海俞（图 2-5）

定位：第 3 腰椎棘突下旁开 1.5 寸。

刺灸法：直刺 0.5~1 寸。可灸。

功效：强健腰脊，调补气血。

主治：腰痛、肠鸣腹胀、痔瘘、痛经。

配伍：配伍殷门、昆仑，有舒筋通络止痛的作用，主治腰痛。

8. 大肠俞（图 2-5）

定位：第 4 腰椎棘突下，旁开 1.5 寸。

刺灸法：直刺 0.8~1.2 寸。可灸。

功效：强筋骨，利腰膝。

主治：腰痛、腹胀、泄泻、便秘。

配伍：配伍至阳、腰阳关，有舒筋通络止痛的作用，主治腰脊骶髂疼痛。

9. 关元俞（图 2-5）

定位：第 5 腰椎棘突下，旁开 1.5 寸。

刺灸法：直刺 0.8~1.2 寸。可灸。

功效：培元固本，补肾益气。

主治：腰痛、遗尿、腹痛、泄泻、小便频数或不利。

10. 小肠俞（图 2-5）

定位：第 1 骶椎棘突下，旁开 1.5 寸。

刺灸法：直刺或斜刺 0.8~1.2 寸。可灸。

功效：培补下元，理肠化滞，通利水道。

主治：腰痛、腹痛、泄泻、痢疾、遗尿、尿血、痔疾、遗精、白带。

11. 膀胱俞（图 2-5）

定位：第 2 骶椎棘突下，旁开 1.5 寸。

刺灸法：直刺或斜刺 0.8~1.2 寸。可灸。

功效：舒筋通络，强健腰脊。

主治：腰脊强痛、遗尿、泄泻、便秘、小便不利。

配伍：配伍筋缩、犊鼻，有通经活络、强健腰膝的功效，主治腰脊强痛、下肢无力。

12. 中膂俞（图2-5）

定位：第3骶椎棘突下，旁开1.5寸。

刺灸法：直刺1~1.5寸。可灸。

功效：强健腰脊，培补下元，通利肠腑。

主治：腰脊强痛、泄泻、疝气。

配伍：配伍委中、昆仑，有舒筋骨、通经络、祛瘀血的作用，主治腰痛、坐骨神经痛。

13. 白环俞（图2-5）

定位：第4骶椎棘突下，旁开1.5寸。

小故事 大智慧

有只虫子很喜欢捡东西，遇到中意的东西便捡来放在背上，由于慢慢的积累，小虫子终于被身上的重物给压死了。很多人就像这种小虫子，只不过他们背上的东西变成了名、利、权。人的贪求一旦过多，又不能学会取舍，紧绷的那根弦终究会断裂。

刺灸法：直刺1~1.5寸。可灸。

功效：补肾活血调经。

主治：腰骶疼痛、遗尿、遗精、月经不调、白带、疝气。

14. 上髎（图2-5）

定位：第1骶后孔中，约当髂后上棘与后正中线的中点。

刺灸法：直刺1~1.5寸。可灸。

功效：通经活络，调经止痛。

主治：腰痛、遗精、阳痿、大小便不利、月经不调。

15. 次髎（图2-5）

定位：第2骶后孔中，约当髂后上棘下与后正中线的中点。

刺灸法：直刺1~1.5寸。可灸。

功效：补肾益气，通经活络。

主治：腰痛、下肢痿痹、疝气、月经不调、小便不利、带下、遗精。

16. 中髎（图2-5）

定位：第3骶后孔中，约当中膂俞与后正中线之间。

刺灸法：直刺1~1.5寸。可灸。

功效：强健腰膝，调理下焦。

主治：腰痛、便秘、小便不利、泄泻、月经不调、带下。

配伍：配伍殷门、承山，有舒筋活络止痛的作用，主治腰痛。

17. 下髎（图2-5）

定位：第4骶后孔中，约当白环俞与后正中线之间。

刺灸法：直刺1~1.5寸。可灸。

功效：强健腰膝，调理下焦，通腑理肠。

主治：腰痛、腹痛、便秘、小便不利、带下。

配伍：配伍风市、昆仑，有祛风除湿、活络止痛的作用，主治腰痛、下肢痿痹。

18. 会阳（图2-5）

定位：尾骨尖旁开0.5寸。

刺灸法：直刺1~1.5寸。

功效：舒筋活络，调理下焦，通腑理肠。

主治：泄泻、便秘、痔疾、阳痿、带下。

19. 胞肓（图2-4）

定位：第2骶椎棘突下旁开3寸。

刺灸法：直刺1~1.5寸。可灸。

功效：舒筋活络，调理下焦，通利二便。

主治：腰脊强痛、肠鸣、便秘、腹胀。

配伍：配伍命门、殷门，有活血通络止痛的作用，主治腰脊疼痛。

20. 秩边（图2-4）

定位：第4骶椎棘突下旁开3寸。

刺灸法：直刺1.5~2寸。可灸。

功效：舒筋活络，通利二便。

主治：腰骶痛、下肢痿痹、便秘、痔疾、小便不利。

21. 承扶（图2-4）

定位：臀横纹中央。

刺灸法：直刺1~2寸。可灸。

功效：舒筋活络，调肛理肠。

主治：腰骶臀部疼痛、痔疾。

配伍：配伍环跳、悬钟，有舒筋活络止痛的作用，主治腰脊疼痛、坐骨神经痛。

22. 殷门

定位：承扶穴与委中穴连线上，承扶穴下6寸。

刺灸法：直刺1~2寸。

功效：舒筋活络。

主治：腰痛、下肢痿痹。

配伍：配伍肾俞、委中，有舒筋活络、健腰补肾的作用，主治腰脊疼痛。

23. 委阳（图2-4）

定位：腘横纹外端，股二头肌肌腱内侧。

刺灸法：直刺1~1.5寸。可灸。

功效：舒筋活络，通理水道。

主治：腰脊强痛、腿足挛痛、腹胀、小便不利。

配伍：配伍殷门、太白，有舒筋活络、健脾祛湿的作用，主治腰痛不可俯仰。

24. 委中（图2-4）

定位：腘横纹中央。

刺灸法：直刺 1~1.5 寸，或用三棱针点刺静脉出血。可灸。

功效：舒筋活络，和胃理肠，祛瘀清热。

主治：腰痛、下肢痿痹、腹痛、吐泻、小便不利、遗尿、丹毒。

配伍：配伍肾俞、腰阳关，有舒筋活络、健腰补肾的作用，主治腰脊疼痛、坐骨神经痛。

25. 承山（图 2-4）

定位：腓肠肌两肌腹之间凹陷的顶端。

刺灸法：直刺 1~2 寸。可灸。

功效：舒筋凉血，调肛理肠。

主治：腰腿拘急疼痛、痔疾、脚气、便秘。

26. 昆仑（图 2-4）

定位：外踝高点与跟腱之间凹陷中。

刺灸法：直刺 0.5~0.8 寸。可灸。

功效：舒筋活络，清头明目，化瘀利胞。

主治：腰骶疼痛、脚跟肿痛、头疼、项强、目眩、癫痫、难产。

27. 京骨（图 2-4）

定位：第 5 跖骨粗隆下，赤白肉际。

刺灸法：直刺 0.3~0.5 寸。可灸。

功效：舒筋活络，清头明目，镇静安神。

主治：头疼、腰痛、项强、癫痫、目翳。

28. 环跳（图 2-5）

定位：股骨大转子高点与骶管裂孔连线的外 1/3 与内 2/3 交界处。

刺灸法：直刺 2~3 寸。可灸。

功效：舒筋活络，祛风利湿。

主治：腰痛、下肢痿痹。

配伍：配伍殷门、阳陵泉、委中、昆仑，有舒筋活络、活血止疼的作用，主治腰脊疼痛、坐骨神经痛。

29. 风市（图 2-4）

定位：大腿外侧正中，腘横纹水平线上 7 寸。

腰椎间盘突出症治疗中的误区

腰椎间盘突出症有手术和非手术治疗两类治法。应该说哪一种方法都能治好一部分病人，但哪一种方法也不能包治所有的患者，甚至在某些情况下，某些疗法是禁忌的。因此，正确的态度是根据临床症状、体征、病程、影像学检查选择适合每一个患者的具体治法，不能片面夸大、迷信某一种疗法，也不能从主观上抵制某一种疗法。

刺灸法：直刺 1~2 寸。可灸。

功效：舒筋活络，祛风利湿。

主治：下肢痿痹、遍身瘙痒、脚气。

30.阳陵泉（图 2-4）

定位：腓骨小头前下方凹陷中。

刺灸法：直刺 1~1.5 寸。可灸。

功效：舒筋活络，活血止痛。

主治：下肢痿痹、胁痛、口苦、呕吐、脚气、黄疸。

31.悬钟（图 2-4）

定位：外踝高点上 3 寸，腓骨后缘。

刺灸法：直刺 1~1.5 寸。可灸。

功效：舒筋活络，补髓壮骨，化湿疗痹，祛瘀散结。

主治：项强、胸胁胀痛、下肢痿痹、咽喉肿痛、脚气、痔疾。

配伍：配伍肾俞、阳陵泉、膝关，有祛风湿、健腰膝的作用，主治腰腿痛。

第三章　腰椎间盘突出症的躯体按摩疗法

什么是按摩疗法

一、按摩手法的要求

　　手法是按摩实现治病、保健的主要手段，其熟练程度及适当的应用，对
治疗和保健效果有直接的影响。因此，要提高效果，就要熟练掌握手法的操作
技巧。手法的要点在于持久、有力、均匀、柔和、渗透。

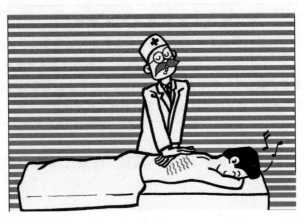

图 3-1

1. 持久

是指操作手法要按规定的技术要求和操作规范持续作用，保持动作和力量的连贯性，并维持一定时间，以使手法的刺激积累而产生良好的作用。

2. 有力

是指手法刺激必须具有一定的力度，所谓的"力"不是指单纯的力量，而是一种功力或技巧力，而且这种力也不是固定不变的，而是要根据对象、部位、手法性质以及季节变化而变化。

3. 均匀

是指手法动作的幅度、速度和力量必须保持一致，既平稳又有节奏。

4. 柔和

是指动作要稳、柔、灵活，用力要缓和，力度要适宜，使手法轻而不浮、重而不滞。

5. 渗透

是指手法作用于体表，其刺激能透达深层的筋脉、骨肉，甚至脏腑。

应该指出的是，持久、有力、均匀、柔和、渗透这五方面是相辅相成、密切相关的。持续运用的手法逐渐降低肌肉的张力，使手法功力能够逐渐渗透到组织深部，均匀协调的动作使手法更趋柔和，而力量与技巧的完美结合，则使手法既有力又柔和，达到"刚柔相济"的境界。只有这样，才能使手法具有良好的"渗透"作用。

自学者在实践中遇到最多的问题就是如何理解掌握这些要点。作者在多年的实践和教学中总结出一套成熟的方法，现介绍如下：

中医学认为"不通则痛，通则不痛"。疼痛的部位往往是气血不通，好比下雨后地上的一摊积水，手法的作用

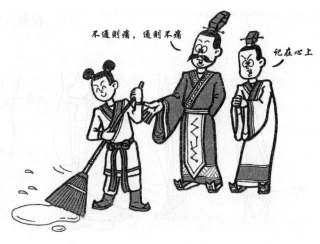

图 3-2

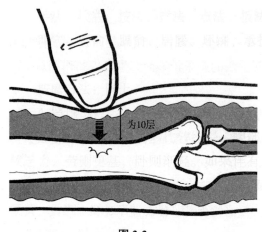

图 3-3

就相当于用扫帚扫除积水，如何最有效地"扫除积水"就是手法的技巧。最有效的扫除方法是将扫帚紧贴地面（手法上称为吸着）、持久、有力、均匀、柔和地扫下去，手法的技巧也可以这样理解。

为了让读者更好地理解手法的轻重程度，我们可以采取分层法。分层法就是将治疗部位的皮肤到骨骼的距离分为10层，皮肤为第1层，骨骼为第10层，其间分别为第2～9层，将每种手法的力度用层数来表示。

读者可以这样去理解这种方法：把右手拇指指腹部放在肌肉丰满的地方，当拇指指腹部对皮肤无任何压力时为0层，其后逐渐加力1、2、3……层，直到压到骨膜无法再压下去为止就是第10层，那么这其中的就可以理解为2～9层。如摩法的着力层较浅，在2～3层，推法的着力层较深，在5～6层，弹拨法更深，在7～9层。读者在实践中可以按照这样的深度来理解掌握手法的力度。

二、腰椎间盘突出症常用按摩手法

1. 推法

操作：用指、掌、肘部等着力，在一定的部位上进行单方向的直线运动，称为推法。操作时指、掌、肘等要紧贴体表，缓慢运动，力量均匀、渗透（图3-4）。

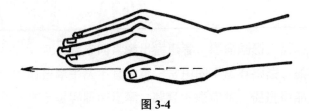

图 3-4

力度：按照上面我们对手法力度的分层理解法，推法着力的深度在 4 ~ 6 层。

应用：本法可在人体各部位使用。具有消积导滞、解痉镇痛、消瘀散结、通经理筋的功能，可提高肌肉兴奋性，促进血液循环。

蚊子的遗书

今天你醒来，枕边躺着一只蚊子，身边有一封遗书：我奋斗了一晚，你的脸皮厚得让我无颜活在这世上！主啊宽恕他吧！我是自杀的。

2.拿法

操作：用大拇指和食、中两指，或用大拇指和其余四指做相对用力，在一定部位和穴位上进行一紧一松的捏提，称为拿法。力量应由轻而重，连续而有节奏，缓和而连贯，接触点在指腹而不应在指尖，腕部放松（图 3-5）。

力度：5 ~ 7 层。

应用：拿法刺激较强，常配合其他手法用于颈项、肩部和四肢等部位，具有祛风散寒、舒筋通络、缓解痉挛、消除肌肉酸胀和疲劳的作用。

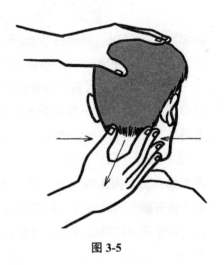

图 3-5

3.捏法

操作：用大拇指和食、中两指，或用大拇指和其余四指相对用力挤压肌肤，称捏法，用力要求均匀而有节律（图 3-6）。

力度：4 ~ 5 层。

应用：本法具有舒筋通络、行气活血、调理脾胃的功能，常用于头面、腰

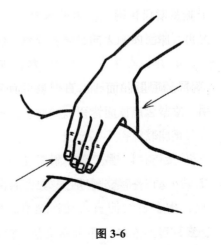

图 3-6

背、胸胁及四肢部位。

4. 按法

操作：用指、掌、肘等按压体表，称按法。力量应由轻而重，稳而持续，垂直向下，不可使用暴力，着力点应固定不移（图3-7）。

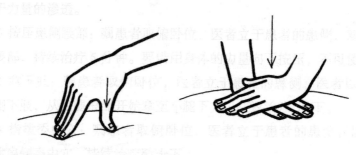

图 3-7

力度：5～7层。

应用：按法是一种较强的刺激手法，有镇静止痛、开通闭塞、放松肌肉的作用。指按法适用于全身各部穴位；掌按法常用于腰背及下肢部；肘按法压力最大，多用于腰背、臀部和大腿部。

5. 点法

操作：用指端、屈曲之指间关节或肘尖，集中力量，作用于施术部位或穴位上，称点法。操作时要求部位准确，力量深透（图3-8）。

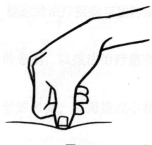

图 3-8

力度：6～8层。

应用：本法具有开通闭塞、活血止痛、解除痉挛、调整脏腑功能的作用。适用于全身各部位及穴位。

6. 摩法

操作：以指、掌等附着于一定部位上，做旋转运动，称摩法。肘关节应自然屈曲，腕部放松，指掌自然伸直，动作缓和，保持一定节律（图3-9）。

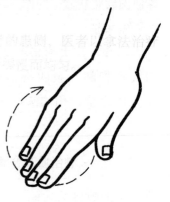

图 3-9

力度：2~3 层。

应用：本法刺激轻柔和缓，是胸腹、胁肋部常用手法，具有理气和中、消积导滞、散瘀消肿、调节肠胃蠕动等功能。

7. 一指禅推法

操作：以拇指指端罗纹面或偏锋为着力点，前臂做主动摆动，带动腕部摆动和拇指关节屈伸活动，称一指禅推法。肩、肘、腕、指各关节必须自然放松，拇指要吸定在皮肤上，不能摩擦及跳跃。力量均匀深透，保持一定的压力、频率及摆动幅度，频率每分钟 120 ~ 160 次。总的来说本法的操作要领在于一个"松"字，只有将肩、肘、腕、掌各部位都放松才能使功力集中于拇指，做到"蓄力于掌，发力于指，着力于罗纹"，使手法动作灵活、力量沉着、刺激柔和有力、刚柔相济才称得上一指禅功（图 3-10）。

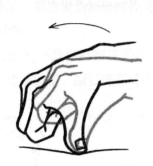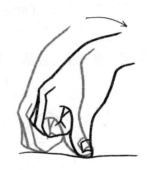

图 3-10

力度：3 ~ 5 层。

应用：本法具有调和营卫、行气活血、健脾和胃、调节脏腑功能的作用。适用于全身各部位。

8. 滚法

操作：由腕关节的屈伸运动和前臂的旋转运动带动空拳滚动，称滚法。

　　　　　　　　　　　　卜算子·咏梅

　　　　　　　　　　　　　陆　游

　　　驿外断桥边，寂寞开无主。已是黄昏独自愁，更着风和雨。

　　　无意苦争春，一任群芳妒。零落成泥碾作尘，只有香如故。

侧掌法：肩、肘、腕关节自然放松，以小指掌指关节背侧为着力点，吸定于治疗部位，不应拖动和跳跃，保持一定的压力、频率和摆动幅度。

握拳法：手握空拳，用食、中、无名、小指四指的近侧指间关节突出部分着力，附着于体表一定部位，腕部放松，通过腕关节做均匀的屈伸和前臂的前后往返摆动，使拳做小幅度的来回滚动，滚动幅度应控制在60°左右（图3-11）。

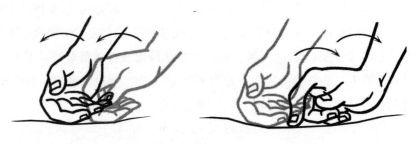

图 3-11

力度：4~6层。

应用：㨰法压力较大，接触面较广，适用于肩背、腰及四肢等肌肉丰厚部位，具有舒筋活血、缓解肌肉和韧带痉挛、增加肌筋活力、促进血液循环、消除肌肉疲劳的作用。

9. 揉法

操作：以前臂和腕部的自然摆动，通过手指、鱼际、掌等部位对一定部位或穴位旋转施压，称揉法（图3-12）。

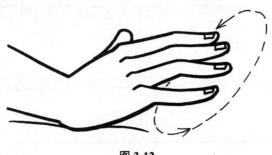

图 3-12

力度：3~5层。

应用：本法轻柔缓和，刺激量小，适用于全身各部位，具有舒筋活络、活血化瘀、消积导滞、缓解肌痉挛、软化疤痕的作用。

10. 擦法

操作：以手掌或大鱼际、小鱼际附着在一定部位，进行直线往返摩擦，称擦法。运动的幅度较大，紧贴皮肤，力量应较小，运动均匀，频率每分钟100次左右（图3-13）。

力度：2~4层。

应用：本法可提高局部温度，扩张血管，加速血液和淋巴循环，具有温经通络、行气活血、消肿止痛的作用。

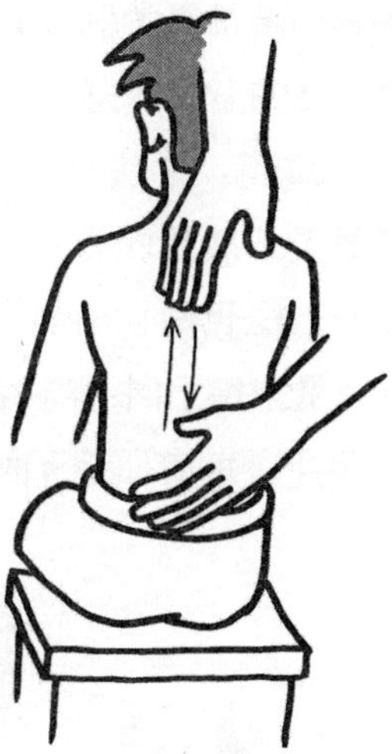

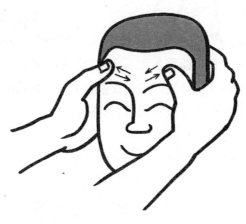

图 3-13

11. 抹法

操作：用单手或双手拇指罗纹面紧贴皮肤，做上下或左右往返运动，称为抹法。动作宜轻巧、灵活（图3-14）。

图 3-14

力度：3~4层。

应用：本法具有开窍镇静、清醒头目、行气散血的作用。常用于头部、颈项部。

12. 拍法

操作：用虚掌拍打体表，称拍法。手指自然并拢，掌指关节微屈，用力平稳而有节奏（图 3-15）。

　　力度：3~4 层。

　　应用：本法具有舒筋通络、解痉止痛、消除疲劳的作用，适用于肩背、腰臀及下肢部。

13.击法

　　操作：用拳背、掌根、掌侧小鱼际、指尖或器具叩击体表，称击法。用力快速、短暂、垂直向下，速度均匀而有节奏（图 3-16）。

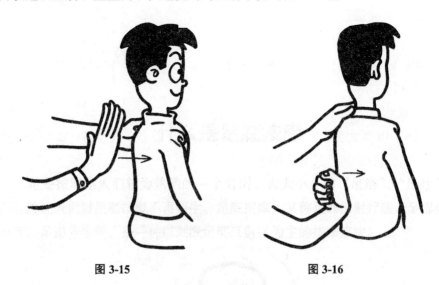

图 3-15　　　　　　　　　　　　　　图 3-16

　　力度：5~6 层。

　　应用：本法具有调和气血、安神醒脑、消除疲劳的作用。拳击法常用于腰背部；掌击法常用于头顶、腰臀及四肢部；侧击法常用于腰背及四肢部；指尖击法常用于头面、胸腹部；棒击法常用于头顶、腰背及四肢部。

这是什么？

　　年轻的女教师在黑板上画了一个苹果后，对孩子们问道："孩子们，这是什么？""屁股！"孩子们齐声答道。

　　女教师哭着跑出教室，并把状告到校长那里："真是，孩子们嘲笑人。"

　　校长来到教室里："你们为什么把老师气哭了？啊！而且还在黑板上画了个屁股！"

14. 弹拨法

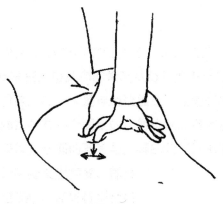

图 3-17

操作：俯卧位或侧卧位，在腰 3 横突、患椎旁、臀大肌、臀上皮神经点、梨状肌、臀横纹等易于出现粘连、结节的部位，医者双拇指并拢按于病变部位，余指置于上方，双拇指用力对结节进行弹拨，如弹弦状，可有效地剥离粘连，解除痉挛（图 3-17）。

力度：7~9 层。

15. 提拿法

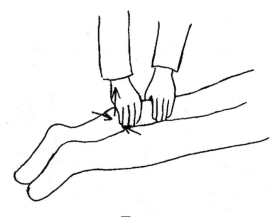

图 3-18

操作：俯卧位，医者双手置于患者下肢，拿住或提起病变部位的肌肉，然后放下，如此反复进行，可迅速缓解下肢肌肉的紧张和痉挛，促进血液循环（图 3-18）。

　　力度：6~7 层。

　　16. 肘运法

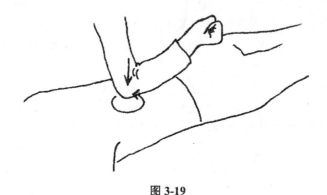

图 3-19

　　操作：俯卧位，医者袒露肘关节，前臂上屈，肘尖置于病变部位，做表里俱动、幅度较大、速度适宜的压旋运动，带动肌肉，勿离部位，柔和深透。重点作用于臀部、腰背部等肌肉丰厚处（图 3-19）。

　　力度：6~7 层。

三、腰椎间盘突出症常用整复手法

　　整复手法是治疗腰椎间盘突出症的重要手段，整复手法使用得当可有效解除腰椎小关节紊乱，矫正脊柱的侧弯和生理曲度变直，解除神经根的压迫，使椎间盘变位。

　　中医的整复手法要求施术者"机触于外，巧生于内，手随心转，法从手出"，特别注重手法的应变能力，辨证施治，根据椎间盘突出的部位、程度、方向，病情的轻重缓急，病人的体质、年龄、性别、心理状态，慎重选用 1~3 种手法，只要应用恰当，就可以达到治疗的目的。中医的整复手法有几百种，在临床应用中要认真总结，对于同样的手法，在不同的医者操作中会有不同的力度和手感，对手法的作用也有不同的认识。在这里介绍几种临床常用的整复手法，供读者在临床上选用。分述如下：

1. 斜扳法（图 3-20）

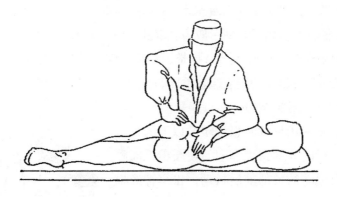

图 3-20

患者侧卧位，在下面的下肢伸直，上肢屈曲于头下；在上面的下肢自然屈曲，上肢自然后伸。医者立于患者的腹侧，一手以肘关节压在患者肩关节前面，另一手或肘关节压在臀部，双手同时用力做反向扭转运动，用力要集中，但用力的距离一定要短，轻轻扭转到一定幅度时突然用力，当听到关节复位的"咔嗒"响声时，手法即告成功。本手法可有效地纠正腰椎小关节紊乱，调整突出物与神经根的关系，解除粘连。适用于急、慢性腰椎间盘突出症。

2. 后伸扳法

患者俯卧于治疗床上，躯体伸直，全身放松。医者立于健侧，右手置于患侧大腿下，向上搬起约30°，同时左手以掌根部压在患椎上方，双手反向反复震颤数次。手法操作要轻柔和缓，协调有节奏感，切勿粗暴用力。本法主要用于纠正脊柱侧弯，有些较轻的腰椎间盘突出的患者用本法也可起到复位的作用。

3. 震颤法（图 3-21）

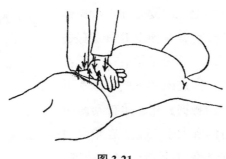

图 3-21

　　患者俯卧于硬板床上，全身放松，医者双手手掌相叠置于患椎棘突上，医者运气于掌中，对准患椎部做连续不断的颤压动作。动作要求幅度小、节奏感强，力量深透至体内，频率一般为心率的3倍。本法可产生有效的谐振，促进全身的血液循环，解除关节、韧带、筋膜之间的粘连，促进炎症水肿的吸收，对腰椎间盘突出症的康复起着重要的作用。

　　4.反背法（图3-22）

　　反背法是利用反背时患者腰部以下的自身重量进行一段时间的持续牵引，使腰椎椎间隙增大，再由被动的腰部前后抖动，松解神经根部的粘连，创造突出组织还纳的机会。具体操作方法是医者与患者背靠背站立，屈肘，两肘相互勾挂紧，医者的臀部对准患者的腰骶部，然后稍向前弯腰，将患者反背起来。要求医者逐渐加深弯腰的角度，幅度由小到大，频率不宜太快，有节奏地反复10~20次。本法主要用于急性腰椎小关节紊乱及早期或轻度腰椎间盘突出症患者。

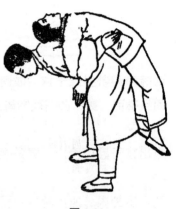

图 3-22

　　5.旋转复位法（图3-23）

　　旋转复位手法是利用躯体的杠杆作用，使腰椎旋转及屈曲，发挥旋转牵引力的作用，使松弛的韧带紧张，予突出物一定挤压力，并使椎间隙增大，将突出物完全或部分还纳，从而达到治疗腰椎间盘突出症的目的。具体操作方法是：患者端坐于方凳上，两腿分开；以棘突右侧偏歪为例，医者查清棘突偏歪处后，右手自患者右腋下伸向前，掌部压于颈后；嘱患者坐定，助手面对患者，固定患者下肢；医者用左拇指扣住偏向右侧的棘突，用右手拉动前屈60°~70°，然后向右侧弯大于45°，在最大侧弯位，医者用右手加力使患者躯干向后旋转，

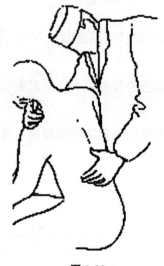

图 3-23

同时左手拇指向左上推动棘突；若手法成功，可感觉到拇指按压下的椎体轻微错动，当听到"咔嗒"响声时，复位即告成功。嘱患者卧硬板床 3~5 日。

四、按摩的注意事项

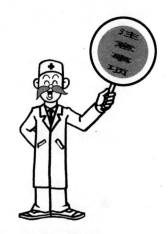

图 3-24

1. 刺激量

按摩手法刺激量的大小因人而异，并非越大越好。如患者体质强，操作部位在腰臀四肢，病变部位在深层等，手法刺激量宜大；患者体质弱，孩童，操作部位在头面胸腹，病变部位在浅层等，手法刺激量宜小。

2. 按摩介质

按摩时常可应用介质，能增强疗效，润滑和保护皮肤。常用介质的种类如下：

（1）水汁剂：可用水、姜汁、中药水煎液等。

（2）酒剂：将药物置于 75% 酒精或白酒中浸泡而成，可用樟脑酒、椒盐酒、正骨水、舒筋活络药水等。

（3）油剂：由药物提炼而成，常用的有麻油、松节油等。

（4）散剂：把药物晒干、捣细、研末为散，可用摩头散、摩腰散、滑石粉等。

（5）膏剂：用药物加适量赋形剂（如凡士林等）调制而成。历代处方众多，应用也较为广泛。

3. 按摩器具

按摩器具可作为按摩临床辅助医疗用具，常用的有按摩棒、按摩拍、按摩球、按摩轮、按摩梳、电动按摩器具等。

> **小知识**
>
> **按摩的历史**
>
> 按摩有着悠久的历史。据考古发现证实，按摩最早起源于 3000 年前，甲骨文上记载，女巫师女皂用按摩为人们治愈疾病。

4. 配合锻炼

锻炼是按摩治疗中的一种重要辅助手段，患者在医生指导下充分发挥主观能动性，采用一定形式的主动活动，可巩固和加强治疗效果。

5. 影响疗效的因素

辨证不准确；选穴不准确；手法选择不当；手法治疗量不足或太过；个体差异；治疗的时机把握不当；疗程设置不合理。

6. 按摩禁忌证

（1）严重内科疾病，如有严重心、脑、肺疾病等，应慎用或禁用按摩手法。

（2）传染病如肝炎、结核等，或某些感染性疾病如丹毒、骨髓炎等禁用按摩手法。

（3）恶性肿瘤部位禁用按摩手法。

（4）伴有出血倾向的血液病患者禁用按摩治疗。

（5）骨折部位，不宜按摩治疗。

（6）皮肤疾病如湿疹、癣、疱疹、疥疮等，禁在患处按摩治疗。

（7）妇女怀孕期、月经期在其腰骶部和腹部不宜做手法治疗；其他部位需要治疗时，也应以轻柔手法为宜。

（8）年老体弱，久病体虚，或过饥过饱，醉酒之后均不宜或慎用按摩治疗。

7. 按摩异常情况的处理

（1）治疗部位皮肤疼痛：患者经按摩手法治疗，局部皮肤可能出现疼痛等不适的感觉，夜间尤甚，常见于初次接受按摩治疗的患者。主要原因在于术者手法不熟练，或者局部施术时间过长，或者手法刺激过重。一般不需要作特别处理，1~2 天内即可自行消失。若疼痛较为剧烈，可在局部热敷。对初次接受按摩治疗的患者应选用轻柔的手法，同时手法的刺激不宜过强，局部施术的时间亦不宜过长。

现代人的生活状态

上今天的班，睡昨天的觉，花明天的钱。

（2）皮下出血：患者在接受手法治疗后，治疗部位皮下出血，局部呈青紫色，出现紫癜及瘀斑。是由于手法刺激过强，或患者血小板减少，或老年性毛细血管脆性增加等。微量的皮下出血或局部小块青紫时，一般不必处理，可以自行消退；若局部青紫肿痛较甚，应先行冷敷，待出血停止后，再热敷或轻揉局部以促使局部瘀血消散吸收。手法适当却仍有出血应注意排除血液系统疾病。

（3）骨折：手法不当或过于粗暴可引起骨折，按摩时患者突然出现按摩部位剧烈疼痛，不能活动。对老年骨质疏松患者，手法不宜过重，活动范围应由小到大，不要超过正常生理限度，并注意病人的耐受情况，以免引起骨折。

怎样用躯体按摩疗法治疗腰椎间盘突出症

一、辨证治疗

1. 寒湿型

症状和体征：腰部冷痛重着、酸胀麻木，或拘急强直不能仰俯，或疼痛连及骶、臀、大腿、腘窝等部位，如迁延日久，则疼痛时轻时重。每逢气候骤变、阴雨风冷，疼痛增剧。局部热敷则痛减，舌苔白腻，脉沉。

治法：温经通络，行气除湿，活血止痛，松解粘连。

手法：𢵧法、按法、揉法、点法、拿法、斜扳法、后伸扳法。

取穴：肾俞、命门、秩边、居髎、环跳、承扶、委中、阳陵泉、绝骨、骶部八髎穴、阿是穴。

按摩方法：

解除腰部、臀部肌肉痉挛：患者取俯卧位，医者在患侧腰臀部以及下肢用轻柔的𢵧、按等手法进行治疗。从腰部到下肢，往返操作 5~10 分钟。

拉宽椎间隙，降低椎间盘内的压力：患者取仰卧位。医者用手法或者使用牵引床对患者进行骨盆牵引，通过牵引使椎间隙增宽，从而降低椎间盘内的压力，甚至出现负压，使突出的髓核回纳。

增加椎间盘外压力：患者取俯卧位，在胸部以及大腿中段偏下处各垫两个枕头。医者立于患侧，用掌根顶压在病变棘突间旁（压痛点处）向前下方按压，按压1次，放松1次，力量及幅度由小到大，一般按压30次左右。再用双手有节奏地按压腰部，通过手法使腰部得到充分放松。然后固定患部，用双下肢后伸扳法，使腰部过伸。

调节后关节，松解粘连：患者取俯卧位，两下肢稍稍分开，一助手固定患者双上肢，两助手牵拉患肢踝部。以右侧为例，医者立于右侧，右手按于压痛点，当助手用力牵拉30秒至1分钟时，医者左手抱着患者的左大腿，向后上方扳动拔伸的同时，右手用力顶推压痛点，感到或者听到"咔嗒"声时，表明手法已经成功。

促使受损伤的神经根恢复功能：医者沿着受损神经根及其分布区域用㨰、按、点、揉、拿等方法进行操作，促使局部血液循环加快，从而使萎缩的肌肉以及麻痹的神经根逐渐恢复正常功能。

2. 湿热型

症状和体征：腰部疼痛，拘挛不适，疼痛部位伴有热感，每于热天或者腰部灼热后疼痛加剧，遇冷则疼痛减轻。口渴不欲饮，小便黄赤，有的患者可以出现午后身热，微微汗出，舌红苔黄腻，脉濡数或弦数。

治法：舒筋活络，清热利湿。

手法：㨰法、按法、点法、拿法、擦法、扳法。

小知识

腰椎间盘的缓冲应力作用

1. 弹性结构特别是髓核具有可塑性，在压力下可变扁平，使加于其上的力可以平均向纤维环及软骨板各方向传递。

2. 是脊柱吸收震荡的主要结构，起着弹性垫的作用，在由高处坠落或肩、背、腰部突然承受负荷时，对力的传导具有缓冲作用，起到保护脊髓及脑部重要神经的作用。

取穴：肾俞、秩边、居髎、环跳、承扶、委中、阴陵泉、曲池、阿是穴（图3-25）。

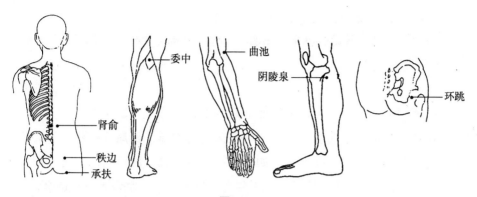

图 3-25

按摩方法：同上。

病人从手术室逃出来找院长："护士讲不要害怕，镇定点，手术很简单。"

院长："这话不对吗？"

病人："可她是对医生讲这话的。"

3. 气滞血瘀型

症状和体征：腰部强直酸疼拒按，以夜间为甚，疼痛部位固定不移，转侧仰俯不灵活，腘横纹常见有脉络瘀血，舌暗或有瘀斑，苔白或黄，脉弦或细涩。

治法：活血祛瘀，舒筋通络。

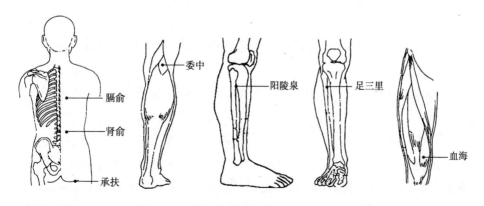

图 3-26

手法：攘法、按法、揉法、点法、扳法。

取穴：肾俞、膈俞、居髎、环跳、承扶、委中、阳陵泉、足三里、血海、阿是穴（图3-26）。

按摩方法：同上。

4.肾虚型

症状和体征：起病多比较缓慢，腰部隐隐作痛，疼痛绵绵不已，腰膝酸软乏力，劳则更甚，卧则渐轻。如果伴有神情倦怠，面色白，手足不温，滑精，舌淡，脉细者，为肾阳虚；如果伴有面色潮红，口燥咽干，五心烦热，小便黄，舌红，脉数者，为肾阴虚。

治法：补肾壮腰。

手法：攘法、按法、揉法、点法、擦法、掌摩法、扳法。

取穴：肾俞、关元俞、大肠俞、居髎、环跳、承扶、委中、阳陵泉、气海、关元、阿是穴（图3-27）。

按摩方法：同上。

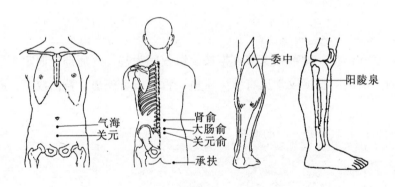

图 3-27

二、分期治疗

1.急性期

处于急性发作期的腰椎间盘突出症患者，疼痛剧烈，活动受限，以炎性渗出为主，治疗时按摩手法不宜太重。常用的手法有攘法、揉法、推法、按法等。主要目的在于缓解肌肉痉挛，减轻疼痛症状，促进局部血液循环，以利于炎症吸收。治疗后应尽量卧床休息，减少刺激，以免病情加重。具体操作如下：

小知识

腰椎间盘突出治疗后注意事项：

1.腰椎牵引后患者宜平卧 20 分钟再翻身活动。

2.骶管注射后需平卧 4 小时，防止出现头痛、头晕等症状。

3.药物宜饭后半小时服用，以减少胃肠道刺激。止痛药应遵医嘱，防止产生药物依赖。

4.理疗频率宜适中，太低达不到治疗效果，太高会使疼痛加重。

（1）㨰腰部：嘱患者取俯卧位，医者立于患者的患侧，以轻柔的㨰法施于患者腰部的患侧，接近棘突处，持续治疗 10 分钟。在治疗的过程中，医者手法要缓慢、轻柔，不可用力过大，以免引起患者的不适。

（2）㨰臀部：嘱患者取俯卧位，医者立于患者的患侧，医者以轻柔的㨰法施于患者患侧的臀部，持续治疗 5~10 分钟。在治疗的过程中，医者操作手法要缓慢地在臀部区域内移动，速度不宜过快。

（3）掌根推背部：嘱患者取俯卧位，医者立于患者的患侧，面向患者的足端，以单掌的掌根部位作为接触面，治疗患侧背部。自背部的上端开始，缓慢地推向下端，推至疼痛严重的部位时，力度要轻柔，动作要缓慢而均匀，治疗约 3~5 分钟。

（4）㨰大腿：嘱患者取俯卧位，医者立于患者的患侧。医者以㨰法施于患者患侧大腿的后侧，先自大腿的近端开始，然后逐渐移向大腿的远端，再从远端移向大腿的近端，如此顺序，往返治疗 10 次。

（5）斜扳腰部：嘱患者取侧卧位，下面的腿伸直，上面的腿屈髋屈膝；上面的上肢放在身后，下面的上肢自然地放在身前侧。医者面对患者站立，用一手抵住患者肩部，另一手置臀部或者髂前上棘部。医者一手将肩部向身后方向推拉，另一手将骨盆朝其腹侧方向推转，如此把腰椎旋至最大限度后，再双手同时相反用力扳动，听见"咔嗒"声即为手法成功。双侧交替进行。

2.缓解期

本期患者腰痛已有所缓解，但腰骶部或下肢仍有疼痛，站立或者行走时间久了，仍会感到腰部酸痛或下肢疼痛麻木。可以选用滚、揉、拿、按等手法继续进行治疗。具体操作如下：

（1）滚腰部：嘱患者取俯卧位，医者立于患者的患侧，以滚法施于患者腰部的患侧，持续治疗10分钟。因为此期腰痛已有所减轻，所以手法可以稍重，利于力量的渗透。

（2）按压患侧腰部：嘱患者取俯卧位，医者立于患者的患侧，双手叠掌按压患侧腰部，持续治疗5分钟。要借用身体的力量向下按压，不可使用蛮力。

（3）拿下肢：嘱患者取俯卧位，医者立于患者的患侧，医者以拿法治疗患者患侧下肢，从大腿根部开始拿至小腿下方，往返治疗30下。

（4）指拨委中穴：嘱患者取俯卧位，医者立于患者的患侧，以单手食、中指弹拨患侧委中穴，持续治疗数十下。

3. 恢复期

对于患腰椎间盘突出症时间较长，病情相对稳定，无明显马尾神经症状患者，如适当选用、揉、点、按及腰部斜扳等手法，能起到治疗疾病与预防疾病复发的作用。具体操作如下：

（1）滚腰部：嘱患者取俯卧位，医者立于患者的患侧，以滚法治疗患者腰部的患侧，持续治疗10分钟。

（2）点揉痛处：嘱患者取俯卧位，医者立于患者的患侧，以拇指或中指指腹点揉腰部疼痛部位，持续治疗5分钟。

（3）滚大腿：嘱患者取俯卧位，医者立于患者的患侧，医者以滚法治疗患者患侧大腿的后侧，先自大腿的近端开始，然后逐渐移向大腿的远端，再从远端移向大腿的近端，如此顺序，往返治疗10次。

（4）拿承山：嘱患者取俯卧位，医者立于患者的患侧，医者以拿法治疗患者患侧的承山穴，持续治疗30下。手法的动作要缓慢而均匀。

三、自我按摩

腰椎间盘突出症患者可用以下方法自我按摩，配合其他治疗。

1. 摩肾堂

两手掌或拳背紧贴在背后脊柱两侧，由两手尽可能摸到的最高位置开始，然后向下摩擦，经肾俞直至尾骨，做30次。中医学认为风邪伤人，多由背部侵入，由之主张"背宜常暖"。《景岳全书》强调"风邪伤人，必在背部、颈根之间"。所以我们在背部、肩胛骨以及肩关节等处予以运动、扭转，能散一身诸症，有主治百病无所不疗的功效（图3-28）。

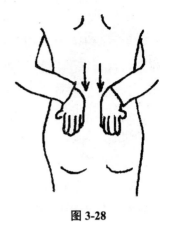

图 3-28

2. 拿下肢

用一手或两手捏拿大腿至踝部，往返10次，左右轮换，一日约2~3次。有防治肌肉萎缩、减轻疼痛、疏通经络的作用。患者如伴有下肢疼痛时，活动负重减少，肌肉可能出现失用性萎缩，时常捏拿可有效地预防，又可刺激周围神经，促进损伤神经的恢复（图3-29）。

3. 通经络

患者在患侧下肢循经按压委中、承山、昆仑、足三里、梁丘、血海等下肢穴位，以疏通经络、减轻疼痛（图3-30）。

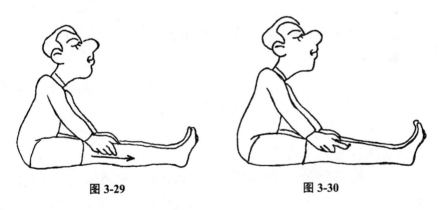

图 3-29　　　　　　　　　图 3-30

4. 洒腿

直立，提起左腿，向前洒动如踢球状30次，左右轮换，可防治髋、膝、踝关节酸痛（图3-31）。

5. 揉腰部

患者握拳屈肘，用掌指关节在腰骶部揉动约3~5分钟（图3-32）。

6. 叩腰部

患者两手握拳，用拳眼由背经腰到臀部进行叩击，往返操作 8~12 次，叩击力量由轻到重，双侧可以交替施术。

7. 拨委中

患者用拇指于委中穴部按揉 1 分钟，然后弹拨此处的经筋 3~5 次。

8. 按阳陵泉、昆仑、太溪穴

患者用拇指按揉阳陵泉穴 1 分钟，拇指与食指相对挤按掐揉昆仑、太溪穴 1 分钟。

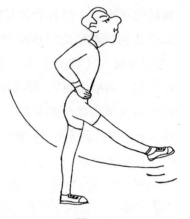

图 3-31

9. 按揉腰部痛点

患者用拇指或中指绕到背后按揉腰部痛点，以僵硬疼痛的部位为主。双侧交替施术，操作 3~5 分钟。

10. 揉腰眼

患者用双手握拳，用拇指掌指关节紧紧按住腰眼，做旋转用力按揉约 3~5 分钟，以酸胀为宜。

11. 擦腰

患者用双侧手掌面自上而下直擦腰部，动作要快速有劲，至腰部感到温热为度。

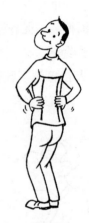

图 3-32

12. 晃腰脊

站位，两脚分开与肩同宽，两手虎口叉腰，然后做腰部的顺、逆时针方向摇晃，各 32 次。

患者行自我按摩时，可不必拘时间、次数，动作要轻柔、缓和。幅度因人而异，不宜过猛。患者要注意保暖及保证充足的休息。

四、家庭自疗

患有腰椎间盘突出症的患者疼痛较重时，家属可以按摩止痛。患者及家属应充分放松，治疗时手法要轻缓、柔和，不可生硬过猛，用力要得当，以减轻病人的疼痛为主要目的。治疗时主要采用以下几种治疗方法。手法的操作前面已介绍，具体操作介绍如下：

1.患者取俯卧位，家属站在患者的旁边。首先，在患者的腰部及下肢部位可运用滚法放松腰臀部肌肉，对于初期急性期患者，操作时间可适当长些（10~15分钟），手法由轻到重。其次在患者腰部用掌根揉按、揉压痛点及用拿法放松患肢以充分放松肌肉，经过治疗，患者的腰部及下肢肌肉疼痛会明显减轻。

开心一乐

护士：喂！快醒醒！

病人：什么事？

护士：时间到了，该服安眠药了。

病人：啊，我差点忘了！

2.患者取左侧卧位（以左侧患病为例），屈曲左髋左膝，家属面对患者而立，让患者右下肢处于充分屈曲位，使受力的椎间关节处于屈曲位，以使受力的椎间关节处于屈伸幅度的中间位置上。术者旋动患者左肩，其右前臂置于患者左髋之后，左手拇指向下按住将施力的椎间关节的上一棘突上。同时右手中指向上牵拉下一节棘突。家属两侧前臂以腰部为中心向前向后相对用力摇动患者腰部，直至其腰部达到最大屈伸位。同时两侧手指在棘突上的压力也逐渐加大，直至感到该关节绷紧。在牵拉腰部同时，突然加大在两节棘突上的压力来达到整复效果。

3.患者取仰卧位，双髋膝屈曲，家属双手按于双膝关节，用力使患者髋膝屈曲，尽量使大腿向腹部靠拢。有时，为了加强腰部的屈曲度，家属可一前臂横架于患者双膝关节，用力向下按压，另一手托住患者尾骶部并向上提拉，从而使腰部被动屈曲，以改变腰部的功能障碍。此法可反复操作3~5次。

患者实行按摩治疗时一般每天1次或数次，治疗后应注意保暖，卧硬板床充分休息。

第四章 腰椎间盘突出症的足底按摩法

什么是足底按摩

足底按摩是人们较为熟悉的一个名词。大大小小的"足浴"、"足疗"的广告牌让人们对足底按摩不再陌生。足底按摩，又称足部反射疗法、足部病理按摩、足道养生等，是一种以刺激足部反射区为主的按摩疗法。

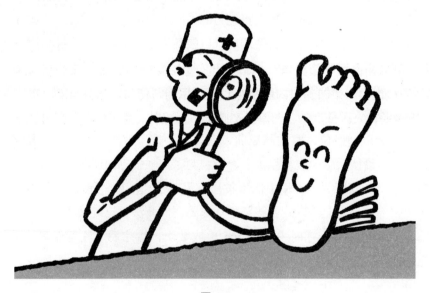

图 4-1

一、足反射区

什么是足反射区呢？足部有丰富的神经末梢，按照印度医学的说法，有72000个。经这些神经末梢，信息和能量流从身体所有器官和部位反射到脚底的一定区域，即足反射区。反射区是神经聚集点，这些聚集点都与身体各器官相对应。每个器官在脚部都有一个固定的反射位置。身体右半部的器官与右脚的相应区域有联系，身体左半部的器官与左脚的相应区域有联系。当一个人身体的某个脏器或体表的某处发生病变，都会在相应反射区出现一定反应。需要特别指出的是，头部器官由于神经下行传导过程中延髓呈左右交叉，故在脚部的反射区是左右交叉的，即左侧头部器官反射区在右脚，右侧头部器官反射区在左脚，例如右眼反射区在左脚，左眼反射区在右脚。

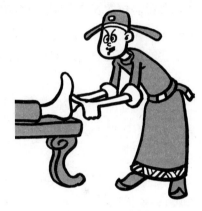

图 4-2

常用于治疗腰椎间盘突出症的反射区（图 4-12）：

1. 肾

定位：双足第 2、3 跖骨体之间，距第 2、3 跖骨底约 1 拇指宽的区域。

主治：高血压、风湿病、腰痛、关节疾病、泌尿系统病、浮肿等。

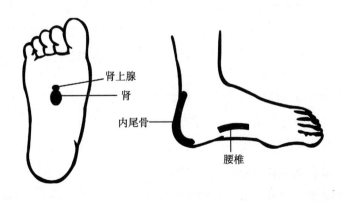

图 4-12

小知识

腰椎间盘与身高的关系

晚间睡眠时因重力减少及肌肉松弛，水分进入椎间盘内，白天时情形相反，椎间盘水分减少，故稍见萎缩。所以人的高度白天较晚间为矮，一天终了时其身长较早晨起床时缩短1％。老人椎间盘的水分减少，高度变小，身高较其青壮年时变矮。同样在椎间盘病变时，也影响高度。

2.肾上腺

定位：位于双足第2、3跖骨体之间，距第2、3跖骨头约1拇指宽，肾反射区远心端。

主治：肾脏病、风湿病、腰痛、高血压、心律不齐。

3.腰椎

定位：在双脚足弓内侧缘，楔骨至舟骨下方。

主治：腰椎间盘突出症、急性腰扭伤、腰痛、坐骨神经痛。

4.内尾骨

定位：在双脚跟部之脚掌内侧缘，沿跟骨结节向后上至跟腱下端呈带状区域。

主治：腰骶部疼痛。

操作：用轻度手法（按揉）刺激以上反射区。按摩力度及时间可视患者年龄、症状及耐受程度而定。每日按摩1次，10次为1疗程。

我们通常所接触到的足底按摩主要是用手直接或间接施力于脚部反射区，运用各种手法给脚部一定疼痛刺激，通过反射区的作用纠正身体相应器官的不正常状态，从而达到治疗保健的目的。用手按摩比较灵活，可以根据不同人对疼痛不同的耐受度来调节施力的大小，可以自我按摩，也可以互相按摩。直接按摩主要靠手来施力，而且要求达到一定的刺激程度，因此操作起来比较累，需要一定的力量与耐力。间接按摩常借助一些器具，如人们发明的按摩棒等按摩，相对来说，减轻了手的用力，比较轻松一点。也可完全不用手来按摩脚部，例如坐位或站立时，可在脚下某反射区位置垫一块鹅卵石，通过上下小幅度踮脚的运动，一起一落，达到鹅卵石对脚的按摩刺激作用。其他如药物泡脚、热水烫脚、运用电磁仪器刺激脚部等也都归入脚部按摩的范畴。

上病取下，百病治足。

二、足底按摩可使用的介质

足底按摩治疗时常可应用介质，能增强疗效、润滑和保护皮肤。常用介质的种类如下：

1. 水汁剂

可用水、姜汁、中药水煎液等，可与中药浴足结合应用。

2. 酒剂

将药物置于75%酒精或白酒中浸泡而成，可用樟脑酒、椒盐酒、正骨水、舒筋活络药水等。

3. 油剂

由药物提炼而成，常用的有麻油、松节油等。

4. 散剂

把药物曝干、捣细、研末为散，可用摩头散、摩腰散、滑石粉等。

5. 膏剂

用药物加适量赋形剂（如凡士林等）调制而成。也可应用护肤油、润肤露、按摩乳等。

三、足底按摩注意事项

1. 按摩前必须剪短并洗净指甲，为了避免损伤皮肤，应在皮肤上涂上一种油膏以润滑，然后再视被按摩点的情况，采取绕圈式的揉搓或上下式的挤压方式进行按摩。而且对大部分的按摩部位来说，需要注意往心脏方向按摩，刺激的强度应从轻到重，逐渐增加压力。

2. 房间要保温、通风、保持空气新鲜。夏季治病时，不可用风扇吹患者双脚。

3. 假如患者精神紧张、身体疲劳或正处于情绪激动之中，要让患者稍事休息，待患者平静下来后再进行治疗。

4. 按摩后半小时内，饮温开水500ml（肾脏病患者不要超过150ml）。以利于代谢废物排出体外。

5. 避免压迫骨骼部位，防止骨膜发炎或溢血肿胀现象（患血小板减少症者容易发生青紫肿块，应该注意）。

6. 脚部受伤，避免在受伤部位加压，应找出上下肢相关反射区的疼痛点按摩。

7. 长期接受足部按摩，足部痛的感觉就会迟钝，这时可用盐水浸泡双脚半小时，脚的敏感性就会增强，治疗效果也会大提高。

四、足底按摩禁忌证

任何疗法都有其局限性，不可能包治百病，例如：对于急性传染病和急性中毒等急性病证，必须首先采用药物或其他方法遏制病势的发展，而将足底按摩作为一种补充的康复手段或辅助疗法。

其次，在妇女月经或妊娠期间应避免使用足底按摩，以免引起子宫出血过多或影响胎儿健康。

第三，因足底按摩有促进血液循环的作用，所以对脑出血、内脏出血及其他原因所致的严重出血病患者，不能使用，以免引起更严重的出血。

第四，对那些严重肾衰、心衰、肝坏死等危重病人，足底按摩的刺激可引起强烈的反应甚至使病情恶化，故必须慎用。

第五，对于肺结核活动期的患者，不能应用，以免结核菌随血行播散，导致弥漫性、粟粒性结核的严重后果。

第六，对于频发心绞痛患者，应嘱病人绝对卧床休息，并尽量妥善送医院就医，绝不能滥用足底按摩。

第七，高热、极度疲劳、衰弱，长期服用激素、脚部病变不适用于按摩的患者。

足底按摩手法

足部按摩的手法是以拇指为主的手法，简单、方便、易学，且拇指动作最灵活，感应最灵敏，最易施加力量，容易控制轻重，使按摩的效应最良好。

一、常用手法

1. 拇指指尖施压法（图 4-3）

用拇指指尖施力，其余四指收拢如握拳状。多用于脚趾趾腹或趾根等面积较小的区域。

2. 食指单勾施压法（图 4-4）

食指弯曲，其余四指收拢如握拳状，用食指第 1、2 指间关节施力。

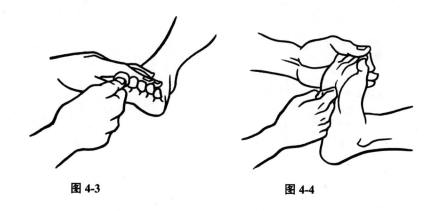

图 4-3　　　　　　　　　　　　图 4-4

3. 掌搓法（图 4-5）

五指并拢，用手指、掌面着力，前后搓动。多用于脚背面。

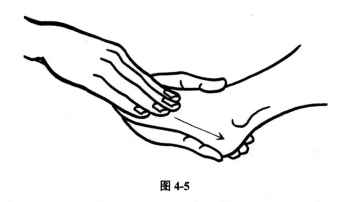

图 4-5

4. 拇指搓法（图 4-6）

拇指指腹着力，其余四指并拢与拇指分开，前后搓动。多用于脚背面。

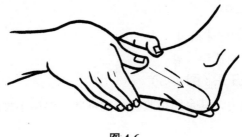

图 4-6

5. 揉法（图 4-7）

拇指指尖着力，其余四指握拢。拇指指尖固定在反射区处旋转揉动。

6. 撮指叩法（图 4-8）

五指指尖捏在一起，上下叩击反射区。

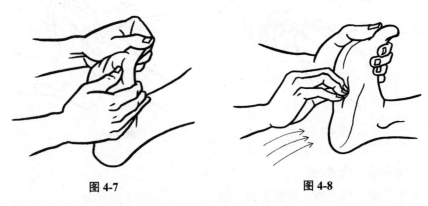

图 4-7   图 4-8

7. 捏法（图 4-9）

拇指与其余四指分开，分别着力在脚掌、脚背。拇指指腹与食指桡侧面共同用力挤捏。

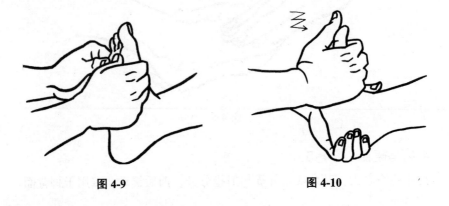

图 4-9   图 4-10

8. 握法（图4-10）

一手持脚跟，另一手握脚掌，用力挤握。

对于按摩手法的选用，每人都有自己的习惯，无须等同划一，只要操作方便，按摩力度适中，能达到按摩的目的即可，无须拘泥于形式。

二、按摩效果

1. 触性刺激

对皮肤进行轻柔按摩，有镇静、安神的作用，可使身体保持平衡，改善紧张情绪，也可使感觉神经、自主神经的活动旺盛。

2. 痛性刺激

按揉压痛点，可使神经兴奋，促进内分泌功能，提高神经机能。

3. 运动刺激

利用活动关节、肌肉的方法，从生理学角度看，效果最大，它对运动神经和自主神经有较好的调整作用。

4. 压迫刺激

局部压迫，可激发肌肉的代谢活动，提高内脏功能，促进生理机能以及生长发育。

5. 叩打刺激

是指咚咚地敲打局部或全脚，以起到扩张和收缩内脏肌肉的效果。迅速叩打则可收缩肌肉、血管，加强内脏机能，而缓慢地叩打则可松弛肌肉，减少内脏的功能活动，使内脏得以良好休息。

第五章　腰椎间盘突出症的手部按摩法

首先，我们来看看常用的手穴，说到手，对您来说真是太熟悉了，我们要做的许多事情都离不开手。可是，很少人能注意到自己的双手会和身体内脏器官紧密相连。在我们的手上有许许多多内脏器官的反射区，这些反射区既可以反映我们身体的健康状况，又可以通过按摩相应的反射区，达到治病的目的。

一、常用手反射区

1. 腰腿点
定位：在手背腕横纹前 1.5 寸，第 2 伸指肌腱桡侧，第 4 伸指肌腱尺侧处，一手两点。
主治：腰腿疼痛。

2. 脊柱点
定位：在小指掌指关节尺侧赤白肉际处。
主治：棘间韧带扭伤、椎间盘突出、腰痛、骶尾骨疼痛。

3. 坐骨神经点
定位：在第 4、5 掌指关节间，靠近第 4 掌指关节处。
主治：坐骨神经痛，腰椎间盘突出引起的腰痛，髋关节以及臀部疼痛。

4. 肾点

定位：手背，外劳宫穴后 1/4 寸，近食指、中指歧骨处。

主治：腰腿痛、肾之病。

5. 命门穴

定位：位于掌面，指第 1、2 指间关节横纹中点。

主治：腰痛、遗精、阳痿。

二、按摩刺激手法

如何进行手部按摩呢？具体的按摩刺激手法包括（图 5-1）：

压按法：大拇指在痛点上向深处按压下去，其余四指在痛点的反面即手背处相应地对顶着。

揉按法：大拇指在手掌面的酸胀痛点处依顺时针方向揉按。

推按法：大拇指沿着酸胀痛点的肌纤维垂直推按。

捆扎法：此法是为了使反射区在手指部位获得更强和更持久有效的刺激方法。可用橡皮筋等捆扎手指来获得。

夹法：这也是一种为了使反射区获得更强和更持久的刺激方法。可用反射夹或一般的晒衣夹夹住反射区的位置来达到目的。

挤压法：这是一种放松精神紧张、促进全身神经系统兴奋的方法。可把双手十指相互交叉用力握紧，用力挤压手指。

顶压法：双手指指尖相互对顶，也可用反射梳、铅笔或类似的器具顶压反射区域。

应用上述的刺激手法，选用以上介绍的穴位，每周至少刺激按摩 2 次，每次 15 分钟。

手部按摩的一大优点就是，随时随地就可以按摩。当您走在上班的路上，当您工作累了的时候，当您看电视的时候，当您躺在床上的时候，您都可以进行。用自己的双手治病，您也试一下。

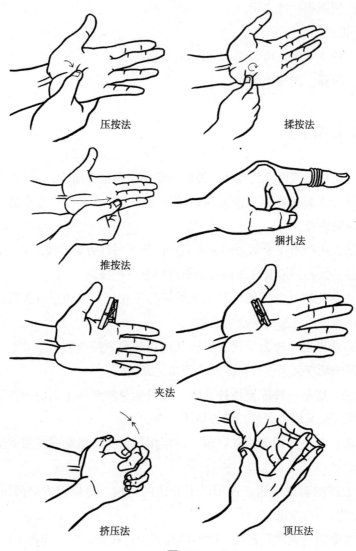

压按法　　　　揉按法

推按法　　　　捆扎法

夹法

挤压法　　　　顶压法

图 5-1

第六章　腰椎间盘突出症的耳穴疗法

耳穴是指分布在耳郭上的腧穴，也是人体各部分的生理病理变化在耳郭上的反应点。对耳穴进行按摩刺激，可对相应身体各部起到调理治疗作用。

一、耳部解剖名称（图 6-1）

1. 耳轮

耳郭卷曲的游离部分。

2. 耳轮脚

耳轮深入耳甲的部分。

3. 对耳轮

与耳轮相对呈"Y"字形的隆起部，由对耳轮体、对耳轮上脚和对耳轮下脚三部分组成。

4. 对耳轮上脚

对耳轮向上分支的部分。

5. 对耳轮下脚

对耳轮向前分支的部分。

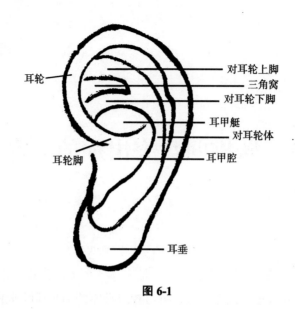

耳轮 ——— 对耳轮上脚

——— 三角窝

——— 对耳轮下脚

——— 耳甲艇

——— 对耳轮体

耳轮脚 ——— 耳甲腔

——— 耳垂

图 6-1

6. 三角窝

对耳轮上脚和下脚之间的三角形凹窝。

7. 耳屏

耳郭前方呈瓣状的隆起。

8. 对耳屏

耳垂上方、与耳屏相对的瓣状隆起。

9. 耳垂

耳郭下部无软骨的部分。

10. 耳甲

部分耳轮和对耳轮、对耳屏及外耳门之间的凹窝。由耳甲艇、耳甲腔两部分组成。

11. 耳甲腔

耳轮脚以下的耳甲部。

12. 耳甲艇

耳轮脚以上的耳甲部。

二、耳穴分布规律

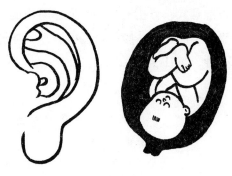

耳穴在耳郭的分布有一定规律，其分布犹如一个倒置在子宫中的胎儿，头部朝下，臀部朝上（图6-2）。其分布的规律是：与面颊相应的穴位在耳垂；与上肢相应的穴位在耳舟；

图 6-2

与躯干相应的穴位在耳轮体部；与下肢相应的穴位在对耳轮上、下脚；与腹腔相应的穴位在耳甲艇；与胸腔相应的穴位在耳甲腔；与消化管相应的穴位在耳轮脚周围等。

初次选取耳穴治疗时，医生常有"男左女右"的习惯。患者在应用时可不拘于此，双侧轮流交替使用。

三、腰椎间盘突出症常用耳穴

髋、坐骨神经、臀、腹、腰骶椎、肾、膀胱、神门、皮质下（图6-3）。

四、耳穴疗法

1. 耳穴按魔法

部位：全耳。

方法：①全耳按摩：用两手掌心依次按摩耳郭腹背两侧至耳郭充血发热为止，再以两手握空拳，以拇食两指沿着外耳轮上下来回按摩至耳轮充血发热，然后用两手由轻到重提捏耳垂3~5分钟。②耳郭穴位按摩法是用压力棒点压或揉按耳穴，也可将拇指

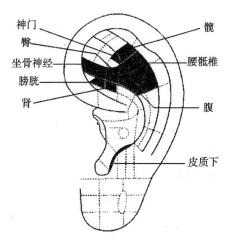

图 6-3

对准耳穴，食指对准与耳穴相对应的耳背侧，拇食两指同时掐按。可选取髋、坐骨神经、臀、腹、腰骶椎、肾、膀胱、神门、皮质下等穴，予以强刺激3~5分钟，每日2次。

小知识

避免因观看电视而引起腰痛

1. 电视机放置的高度要适当，即电视机的高度和人体坐位视线相平。

2. 要求坐具高低适中，并有一定后倾角度的靠背，可采取一些辅助性的措施，如腰部加靠垫、脚凳垫着下肢。

3. 经常调整身体的姿势，经常站起来活动腰部。

2. 耳穴压丸法

压丸法又称压豆法（图6-4）。

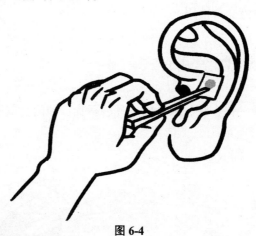

图6-4

处方：每次取上穴中3～5穴，每次贴一侧耳郭。每2天换1次，15次为1个疗程。每日按压2～3次，以患者能耐受为度。

注意事项：在耳穴贴压期间，每日按压数次，每次每穴1～2分钟。要注意掌握按压的力度，以患者能够耐受为度。使用此方法时，应防止胶布潮湿或污染。耳郭局部有炎症、冻疮时，不宜贴压。

第七章　腰椎间盘突出症的拔罐疗法

什么是拔罐疗法

拔罐疗法在中国家喻户晓。它是古代劳动人民智慧的结晶，是传统医药学中传承下来的一个重要的治病方法。拔罐疗法是选用口径不同的玻璃罐、陶瓷罐或竹罐等，通过燃火、蒸煮，或抽气的办法使罐内的气压低于大气压，即形成负压，根据患者的不同情况，吸拔在一定部位的皮肤上以治疗疾病的方法。因古人使用"兽角"作为治疗工具，故称为"角法"，又称"吸筒疗法"，民间俗称"拔火罐"。

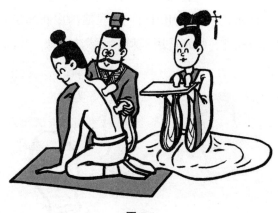

图 7-1

一、拔罐治病原理

　　根据中医学理论，在人体一定部位拔罐可疏通经络，活血散瘀，吸毒排脓，并能通过经络的内外连通作用，起到调节全身机能、平衡阴阳、扶正祛邪的作用。现代研究证实，拔罐通过机械和温热刺激，除了可以改善皮肤的呼吸和营养，有利于汗腺和皮脂腺的分泌等局部作用外，还有全身调节功能，能兴奋调节中枢神经系统，增强人体免疫功能，改善血液循环。

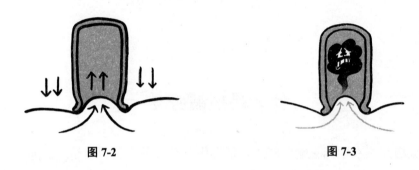

图 7-2　　　　　　　　　　　　　　图 7-3

二、常用罐具种类

1. 玻璃罐

　　采用耐热质硬的透明玻璃制成，肚大口小，口边微厚而略向外翻，大小型号不等。优点是清晰透明，使用时可以窥见罐内皮肤的瘀血、出血等情况，便于掌握拔罐治疗的程度，特别适用于刺络拔罐法。缺点是闪火时导热快，且容易破碎。

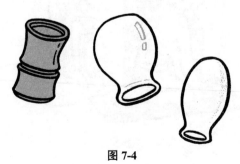

图 7-4

2. 抽气罐

分为连体式与分体式两类。连体式是将罐与抽气器连接为一体，其上半部为圆柱形的抽气筒，下半部是呈腰鼓形的罐体，采用双逆止阀产生负压，吸附力可随意调节；分体式的是罐与抽气器分开，使用时再连接，有橡皮排气球抽气罐、电动抽气罐等。抽气罐的优点是可以避免烫伤，操作方法容易掌握；不足之处是没有火罐的温热刺激。

3. 多功能罐

多功能罐是指功能较多的罐具，是现代科技发展的产物。如将罐法与药液外敷相结合，或罐法与电磁相结合等制作而成的罐。增强了单纯拔罐的疗效，拓宽了罐法的适应证，且操作十分简便。但这种多功能罐往往存在吸拔力不强的问题。

小知识

怎样避免火罐烫伤

1. 在拔罐地方，事前先涂些水（冬季涂温水），使局部降温，保护皮肤，不致烫伤；

2. 酒精棉球火焰，一定要朝向罐底，不可烧着罐口，罐口也不要沾上酒精；

3. 缩短留罐时间，过长容易吸起水疱，一般 3~5 分钟即可，最多不要超过 10 分钟。

广泛而言，只要能够吸牢皮肤，而又不损伤皮肤的类似物品，都可以用来作吸拔的罐具。民间多就地取材，如用小瓷杯、玻璃小茶杯，还有各种不同规格陶瓷或玻璃做的罐头瓶子，也有的用家庭日常量米用的"竹筒"等等。医疗机构中多用特制的玻璃罐。

三、常用的吸拔方法

1. 火罐法

即闪火法，最常用，是利用燃烧时消耗罐中部分氧气，并借火焰的热力使罐内的气体膨胀而排出罐内部分空气，使罐内气压低于外界大气压（即负压），借以将罐吸着于施术部位的皮肤上。火罐法其吸拔力的大小与罐具的大小和深度、罐内燃火的温度和方式、扣罐的时机与速度及空气在扣罐时再进入罐内的多少等因素有关。如罐具深而且大，在火力旺时扣罐，罐内温度高，扣罐动作快，下扣时空气再进入罐内少，则罐的吸拔力大，反之则小，可根据临床治疗需要灵活掌握。火罐法最常用的吸拔方法是闪火法，方法如下：

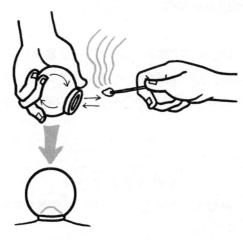

图 7-5

　　用镊子或止血钳等夹住酒精棉球，或用纸卷成筒条状，点燃后在火罐内壁中段绕 1 ~ 2 圈，或稍作短暂停留后迅速退出并及时将罐扣在施术部位上，即可吸住。此法比较安全，不受体位限制，是较常用的拔罐方法。需注意操作时不要烧罐口，以免灼伤皮肤。

　　2.水罐法

　　一般选用竹罐在锅内加水煮沸，使用时用卵圆钳倒夹竹罐的底端，甩去罐内沸水，并用湿毛巾紧扣罐口，乘热扣在施术部位上，即能吸住。此法适用于任何部位拔罐，其吸拔力小，操作需快捷。

　　3.抽气法

　　先将备好的抽气罐紧扣在需拔罐的部位上，用抽气筒将罐内的空气抽出，使之产生

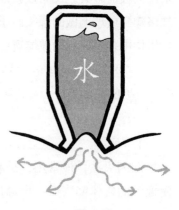

图 7-6

所需负压，即能吸住，此法适用于任何部位拔罐。

四、走罐法

又名推罐法、飞罐法，一般用于面积较大、肌肉丰厚的部位，如腰背部、大腿等处。需选口径较大的罐，罐口要求平滑较厚实，最好选用玻璃罐，先在罐口或在走罐所经皮肤上涂以润滑油脂，将罐吸拔好后，以手握住罐底，稍倾斜，即在推动方向的后边着力，前边提起，慢慢向前推动，这样吸拔在皮肤表面上进行上下或左右或循经的来回推拉移动，至皮肤潮红为度。

五、起罐法

起罐亦称脱罐。用一手拿住火罐，另一手将火罐口边缘的皮肤轻轻按下，或将罐具特制的进气阀拉起，待空气缓缓进入罐内后，罐即落下（图7-7）。切不可硬拔，以免损伤皮肤。若起罐太快，造成空气快速进入罐内，则负压骤减，易使患者产生疼痛。

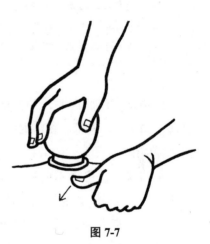

图 7-7

六、拔罐注意事项

1. 拔罐时因要暴露体表皮肤，故需注意保暖，防止受凉。

2. 初次拔罐及体弱、易紧张、年老等易发生意外反应的患者，宜选小罐具，且拔的罐数要少，宜用卧位。随时注意观察患者的面色、表情，以便及时发现和处理意外情况。若患者有晕罐征兆，如头晕、恶心、面色苍白、四肢厥冷、呼吸急促、脉细数等症状时，应及时取下罐具，使患者平卧，取头低脚高体位。轻者喝些开水，静卧片刻即可恢复；重者可针刺百会、人中等穴位以醒脑开窍。

3. 拔罐以肌肉丰满、皮下组织丰富及毛发较少的部位为宜。皮薄肉浅、五官七窍等处不宜拔罐。前一次拔罐部位的罐斑未消退之前，不宜再在原处拔罐。

4. 拔罐动作要稳、准、快，可根据病情轻重及患者体质的不同情况灵活掌握吸拔力的大小。一般来说，罐内温度高时扣罐、扣罐速度快、罐具深而大，吸拔力则大；反之则小。若吸拔力不足则要重新拔，吸拔力过大可按照起罐法稍微放进一些空气。

小知识

腰突症患者外出小贴士

1. 长时间坐车或行走时，最好佩戴腰围，加强腰部的保护；

2. 避免长时间固定于某种姿势；

3. 注意保暖、防寒、防潮；

4. 外出期间注意适当休息，注意身体的锻炼，可进行腰背肌的功能锻炼；

5. 如腰部有不适感或不慎再次扭伤腰部，应及时诊治。

---

5. 拔罐部位肌肉厚，如臀部、大腿部，留罐时间可略长；拔罐部位肌肉稍薄，如头部、胸部，留罐时间宜短。气候寒冷，留罐时间可适当延长；天热时则相应缩短。

6. 拔罐时，患者不要移动体位，以免罐具脱落；拔罐数目多时，罐具间的距离不宜太近，以免罐具牵拉皮肤产生疼痛或因罐具间互相挤压而脱落。

7. 拔罐后若出现小水疱，可不作处理，注意防止擦破，任其自然吸收；也可涂少许龙胆紫，或用酒精消毒后，覆盖消毒干敷料。

8. 有出血倾向者，或患出血性疾病者，禁忌拔罐；身体状态不佳，如过度疲劳、过饥、过饱、过渴等，不宜拔罐。

腰椎间盘突出症常用拔罐法

拔罐疗法操作简便，疗效可靠，在临床应用非常广泛。对腰椎间盘突出症来说，拔罐疗法也是一种行之有效的自然疗法，既可以单独运用，也可以配合其他疗法一起使用。下面就给大家详细介绍一下腰椎间盘突出症的辨证拔罐治疗：

一、腰椎间盘突出症的辨证拔罐

1. 寒湿型

取穴：肾俞、腰阳关、关元俞、大肠俞、环跳、命门（图7-8）。

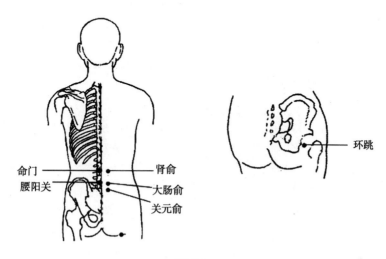

图7-8

操作方法：患者俯卧位，先沿足太阳膀胱经从肝俞至下髎走罐，走罐时于肾俞、气海俞、关元俞、次髎等腧穴处略作停顿。起罐后，再在上述穴位处用闪火法拔罐，留罐10分钟。每天1次，5次为1疗程。

2. 湿热型

取穴：腰阳关、环跳、委中、曲池、阴陵泉（图7-9）。

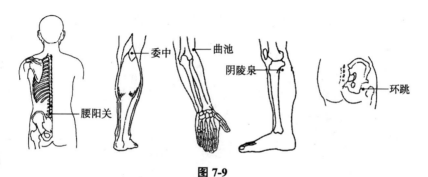

图7-9

操作方法：患者俯卧位，先沿足太阳膀胱经从背部走罐，走罐至背部发红后留罐于腰阳关穴。起罐后，再在环跳、委中、曲池、阴陵泉等穴位处用闪火法拔罐，留罐 10 分钟。每天 1 次，5 次为 1 疗程。

3. 气滞血瘀型

取穴：肾俞、关元俞、膈俞、委中（图 7-10）。

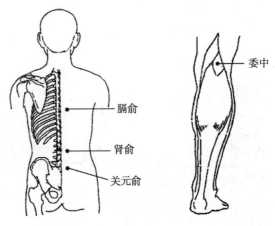

图 7-10

操作方法：患者俯卧位，取口径 3.5cm 的玻璃罐，用闪火法在上述穴位拔罐，留罐 10~15 分钟；委中穴也可以先点刺放血再拔罐，然后再于腰骶部寻找瘀血络脉，刺络拔罐，留罐 5 分钟。每天 1 次，5 次为 1 疗程。

4. 肾虚型

取穴：肾俞、大肠俞、关元俞、命门、腰眼、三阴交、承山、委中（图 7-11）。

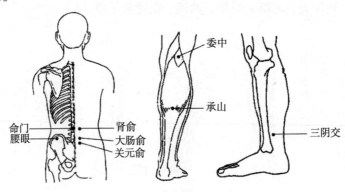

图 7-11

操作方法：患者俯卧位，首先在肾俞、大肠俞、关元俞、命门、腰眼等穴位用闪火法拔罐，留罐 10~15 分钟。起罐后，沿足太阳膀胱经从肝俞至下髎走罐，以皮肤瘀血为度。最后用闪罐法在三阴交、承山、委中等穴位处交替施术，至局部皮肤瘀血。每天 1 次，5 次为 1 疗程。

医学院某班进行口试。

教授问一学生某种药每次口服量是多少？

学生回答："5g。"

1 分钟后，他发现自己答错了，应为 5mg，便急忙站起来说："教授，允许我纠正吗？"

教授看了一下表，然后说："不必了，由于服用过量的药物，病人已经不幸在 30 秒钟以前去世了！"

二、腰椎间盘突出症的分期拔罐治疗

1. 急性期

症状和体征：腰骶部与下肢疼痛剧烈，腰部僵硬，俯仰不利，严重者走路可有跛行，舌质暗或有瘀点，脉弦紧。

治法：行气活血，镇静止痛。

取穴：肾俞、次髎、委中、环跳、阿是穴（图 7-12）。

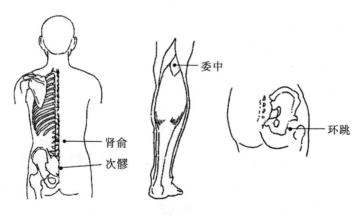

图 7-12

操作方法：患者俯卧位，用中号或大号玻璃罐吸拔在腰骶部最痛点，然后以每分钟 20~30cm 的速度顺着足太阳膀胱经、督脉上下走罐。可以先从肝俞到次髎，由次髎到腰俞，沿督脉直至大椎，再由大椎到大杼，沿足太阳膀胱经再到次髎，往返 5~6 次。下肢走罐的路线可以从承扶到承山，或由环跳到风市。最后在委中穴刺络拔罐，留罐 5~10 分钟。隔天 1 次，5 次为 1 疗程。

2. 缓解期

症状和体征：腰腿痛较急性期有所缓解，但腰骶部与下肢仍感疼痛，用力按压局部疼痛仍十分明显。

治法：舒筋通络，行气止痛。

取穴：肾俞、承山、委中、腰眼、环跳（图 7-13）。

操作方法：患者俯卧位，用中号或大号玻璃罐在腰骶部走罐，留罐于腰骶部的痛点，然后在背部足太阳膀胱经走罐，至透热为度，重点拔肾俞穴。最后按顺序在承山、委中、腰眼、环跳等穴位处闪罐并留罐 5~10 分钟。隔天 1 次，5 次为 1 疗程。

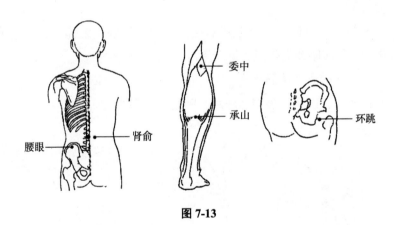

腰眼　　肾俞　　委中　　承山　　环跳

图 7-13

3. 恢复期

症状和体征：腰腿痛缓解或消失，但腰骶部以及下肢仍酸胀不适或麻木。

治法：补益肝肾，行气通络。

取穴：肾俞、关元俞、承山、委中（图 7-14）。

操作方法：患者俯卧位，首先在上述穴位用闪火法拔罐，留罐 10~15 分钟。然后再于腰背部督脉、足太阳膀胱经以及下肢后侧、外侧，用大号或中号罐，以每分钟 20~30cm 的速度循经走罐。隔天 1 次，5 次为 1 疗程。

　　上面介绍了腰椎间盘突出症的拔罐治疗，不同的患者可以对照不同的证型来选择适合自己的拔罐方法，相信一定会起到很好的疗效。另外，需要引起注意的是，对发热的患者，肌肉过于消瘦或腰部有湿疹和皮肤破损的患者，以及患有腰椎间盘突出症的孕妇，都不宜选用拔罐治疗。

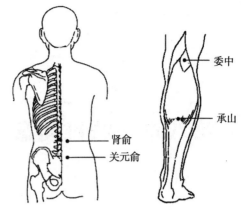

图 7-14

第八章　腰椎间盘突出症的刮痧疗法

什么是刮痧疗法

　　刮痧疗法是我国传统医学的宝贵遗产之一。它是集针灸、按摩、拔罐、点穴之优势，通过运用特殊工具刺激人体相关经络腧穴，而达到活血化瘀、疏经通络、行气止痛、清热解毒、健脾和胃、强身健体之目的的一种治疗方法。数千年来的实践证明：该法具有简便安全、方法独特、适应性广、疗效确切等特点，深受广大群众喜爱。电影《刮痧》的上映更是在国外掀起了一股"中医热"。到今天，刮痧疗法作为自然疗法的一种，越来越受到世界各国人民的欢迎。人们也试图用各种手段研究它以使之更好地服务于人类的健康事业。

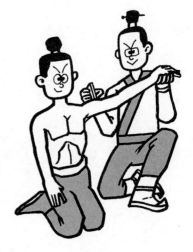

图 8-1

一、"痧"与疾病

　　"痧"者，"疹"也。用各种工具在人体的颈、背、胸等部位进行刮拭，刮出的红点即为"痧"。红点如粟，稍高出皮肤，可散在成片地呈现出来。"痧"是如何产生的呢？由于日晒、暑气、燥热、劳累、饮食不节等原因，导致痧病，产生"痧"。痧病常流行于夏秋季节，临床主要有头昏脑胀、胸闷烦满、全身酸痛、倦怠乏力、四肢麻木甚至厥冷等症状表现。健康人是刮不出"痧"来的。根据不同的痧色，还可判断疾病的位置、性质、轻重及预后。若痧色呈粉红或红

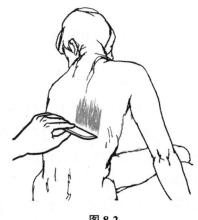

图 8-2

色，则表明疾病在表，是轻证；若痧色呈暗紫色或紫红色，表明疾病在半表半里，是较重证；若刮拭后出现紫黑大疱，则说明疾病在里，为重证。

小知识

刮痧会损害皮肤吗？

　　"出痧"的皮肤红红的，看上去有点儿可怕。其实，红斑颜色的深浅通常是病证轻重的反映。一般情况下，"瘀血"会在 3～5 天内逐渐消退，迟一些也不会超过 1 周就会恢复正常，不仅不会损害皮肤，而且由于这种方法活血化瘀，加强了局部的血液循环，会使皮肤变得比原来还要健康、美丽。

二、刮痧治病原理

　　刮痧疗法的理论核心是中医的经络学说。现代医学理论将刮痧疗法视为一种特殊的物理学疗法。通过对特定皮肤部位的刮拭，使人体末梢神经或感受器产生效应，能增强机体的免疫机能；对循环、呼吸中枢具有镇静作用；促进神经体液调节；促进全身新陈代谢。

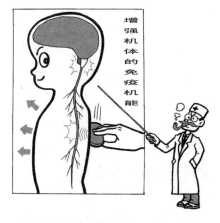

图 8-3

三、常用的刮痧器具及介质

1. 刮痧器具

刮痧器具种类较多，材质各异。广泛地说，凡是边缘圆钝、质地较硬且不会对皮肤造成意外损伤的物品都可用来刮痧。如家庭中的汤匙、瓷碗边、梳子背儿等都是可就地取材选用的工具。目前市面上也有各种各样的刮痧板出售，多选用具有清热解毒作用且不导电、不传热的水牛角制成，在几何形状上，做成

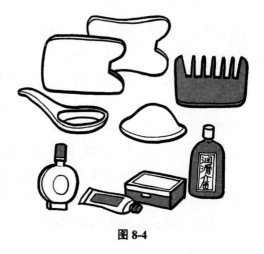

图 8-4

不同的边、角、弯及不同厚薄，施于人体表面皮肤，可更方便地适用于人体各部位。

2. 刮痧介质

刮痧通常要用一定的润滑介质，可使用普通介质，如水、麻油、食用油等，也可根据疾病寒热辨证采用相应的药用介质，如葱姜汁或肉桂、丁香、川乌、草乌制成的油剂具有温里散寒之功效，红花油可活血祛瘀，提炼浓缩配制的威灵仙油具有祛风除湿的功效等等。

> **小知识**
>
> **强身诀窍"五少五多"**
>
> 少衣多浴　少食多嚼
>
> 少肉多菜　少糖多醋
>
> 少车多步

四、刮痧注意事项

1. 刮痧应避开皮肤黑痣、肿块、手术瘢痕等部位。

2. 体部有孔处，如肚脐、眼、鼻、口、乳头、生殖器等处不宜刮痧。

3. 刮痧力度适中，不宜过轻或过重，同时结合患者耐受力而定。

4. 刮痧后介质不宜立即擦干净。

5. 刮痧后休息 30 分钟，方可活动。

6. 刮痧后 3~4 小时才能洗澡，禁洗冷水澡。

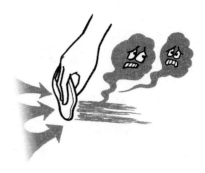

图 8-5

7. 刮痧部位可左右交替，若刮拭同一部位，应间隔 3~5 天，待肤色由紫红或暗红逐渐变浅淡后方可进行再次刮痧。

8. 刮痧昏晕处理方法：平卧，松开衣领、腰带，刮拭人中穴，待清醒后喝温糖水，休息半小时即可。

小知识

对于腰椎间盘突出症患者来说，什么样的枕头较为合理？

枕头的高度一般以压缩后和自己的拳头高度相当或略低为宜，长度以超过自己的肩宽 10 ~ 15cm 为宜。和颈部后面相接触的部位最高，以衬托颈曲，维持颈部正常生理曲度，而和后枕部相接触的部位要低一些，软一些，起辅助作用。枕头的硬度也应适当。

五、刮痧疗法禁忌证

1. 有出血倾向性疾病，如紫癜、白血病、严重贫血等禁刮。

2. 严重内科疾病，如有严重心、脑、肺疾病等禁刮。

3. 严重的传染性疾病，如重症肝炎、活动性肺结核等禁刮。

4. 各种晚期肿瘤禁刮。

5. 妇女妊娠期、月经期在其腰骶部和腹部禁刮。

6. 皮肤疾病如湿疹、癣、疱疹、疥疮等，禁在患处刮痧。

7. 骨折患处禁刮。

8. 幼儿的头部、颈部、脊柱部等禁刮。

9. 年老、久病体虚，或过饥过饱、醉酒、过劳之后均不宜刮痧。

腰椎间盘突出症常用刮痧法

　　中医学博大精深，经过数千年的继承和发展，已经形成了很多种治疗疾病的方法，其中刮痧就以其简、便、廉、验的特点著称于世，深受广大患者朋友们的喜爱。因为刮痧可以改善和促进血液、淋巴液的循环，解除肌肉的痉挛，促进新陈代谢，增强组织的供氧能力，提高机体的免疫力，因此对腰椎间盘突出症有很好的治疗作用。下面就为大家介绍一下各型腰椎间盘突出症的刮痧治疗：

一、腰椎间盘突出症的辨证刮痧

1. 寒湿型

　　以刮拭足太阳膀胱经、足少阳胆经、背俞穴为主（图 8-6）。

　　刮拭方法：①从上到下刮足太阳膀胱经（从内向外刮也可以），左右各 30 次，在肾俞、大肠俞、关元俞等穴位处要用力刮拭；②刮腰阳关穴 30 次，以局部皮肤发红或出痧为度；③刮双侧委中穴，左右各 30 次；④刮腰部阿是穴，约 30 次，力量稍重，以患者耐受为度；⑤如果伴有恶寒发热，可以刮大椎、合谷各 30 次。隔日治疗 1 次。

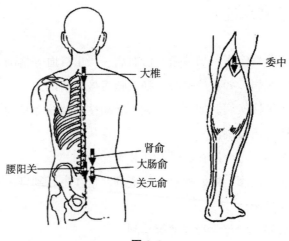

图 8-6

2.湿热型腰

刮拭方法：①从上到下刮足太阳膀胱经（从内向外刮也可以），左右各30次，在肾俞、大肠俞、关元俞等穴位处要用力刮拭；②刮腰部阿是穴，约30次，力量稍重，以患者耐受为度。③刮双侧阴陵泉穴30次，以局部皮肤发红或出痧为度；④刮双侧曲池穴30次至局部出痧（图8-7）。隔日治疗1次。

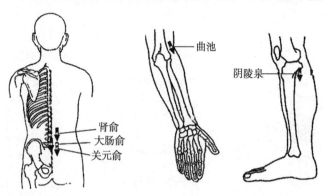

图 8-7

3.气滞血瘀型

刮拭方法：①从上到下刮足太阳膀胱经（从内向外刮也可以），左右各30次，在肾俞、大肠俞等穴位处要用力刮拭，直至皮肤发红或出痧；②刮双侧委中穴，左右各30次；③刮腰部阿是穴，约30次，力量稍重，以患者耐受为度（图8-8）。隔日治疗1次。

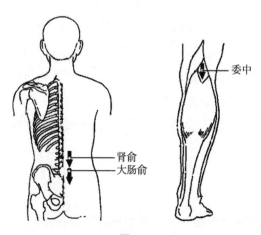

图 8-8

4.肾虚型

开心一乐

一个拳击运动员对医生说：我失眠了有什么办法能治？

医生：你在睡前数数，从 1 数到 99 就行了。

运动员：这办法我试过，但每当数到 9 我就会从床上跳起来。

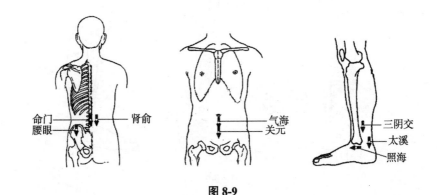

命门
腰眼
肾俞
气海
关元
三阴交
太溪
照海

图 8-9

刮拭方法：①从上到下刮足太阳膀胱经（从内向外刮也可以），左右各 30 次，用力刮拭肾俞穴至关元俞一段。②刮命门穴、腰眼穴，各 30 次。③刮太溪穴，左右各 30 次。④肾阳虚者，刮拭气海、关元穴各 30 次，力度要轻；肾阴虚者，刮拭照海、三阴交穴各 30 次（图 8-9）。隔日治疗 1 次。

"虚者补之，实者泻之"是中医治疗的基本法则之一。从表面上看，刮痧疗法虽无直接补泻物质进入机体，但可依靠手法在体表一定的部位进行一定的刺激，从而起到使机体机能兴奋或抑制的作用，这些作用的本质就是属于补与泻的范畴。在腰椎间盘突出症的刮痧治疗中，也要遵循一定的补泻规律。对于实证，可使用一定的泻法，即刮痧按压力大，速度快，刺激时间较短；对于虚证，则要采取一定的补法，即刮痧按压力小，速度慢，刺激时间长。

二、保健刮痧

腰椎间盘突出症患者在日常生活中还可采取保健刮痧，来改善患者的症状，提高机体的抗病能力。保健刮痧要求坚持定期刮拭机体相关的经脉和穴位，这样才能发挥其保健作用，确实达到"防患于未然"的目的。坚持保健刮痧，可以预防腰椎间盘突出症的发生。建议读者一试。

1. 每天刮拭膀胱经 1~2 次。

刮拭方法：从上到下刮拭足太阳膀胱经（从内向外刮也可以），左右各 30 次，用力刮拭肾俞穴至关元俞一段。保健刮痧力度不宜过大，刮至皮肤发红即可，每天刮拭 1~2 次。

2. 每天刮拭十二经脉肘、膝关节以下的循行部位 1~2 次。

方法：每日刮拭十二经脉自肘、膝部至指（趾）尖部，直至潮红为止。

作用：十二经脉有重要作用的五输穴、原穴、络穴，均在上肢肘部以下、下肢膝部以下的经脉上。经常刮拭这些经脉腧穴可疏通经络、畅达气血，对腰椎间盘突出症有良好的治疗和预防作用。

3. 刮拭耳、手、足部，每日 2 次。

耳：用刮板角部先刮耳窝，再刮耳轮及耳背。

手：刮双手手背，再刮手掌心，从腕部刮至手尖。用刮板边缘依次按揉或全面刮拭第 2 掌骨桡侧缘。

足：刮双足足背及足掌心，从踝部刮至足趾尖。

刮取耳、手、足部的相关穴位，不仅对腰椎间盘突出症有辅助治疗作用，对于全身脏腑器官也有整体调控的效果。

刮拭手法：保健刮拭，多运用补刮手法，也可运用平刮手法。所谓平刮手法，是介于补法与泻法之间的一种手法。有三种刮拭方法：第一种为按压力大，速度慢；第二种为按压力小，速度快；第三种为按压力中等，速度中等。并且在洗浴后进行刮拭效果较为良好。

此外，无论腰椎间盘突出症患者采用保健刮痧还是治疗刮痧，在刮痧治疗期间都应保持情绪平稳，避免各种不良因素刺激，同时要保证充足的睡眠。如遇有皮肤外伤、感染等情况时，应暂停治疗，及时对症处理。

第九章　腰椎间盘突出症的中药治疗

中药介绍

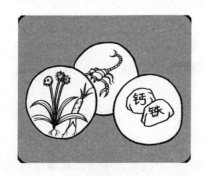

图 9-1

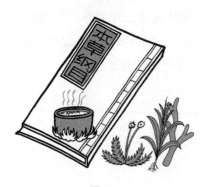

图 9-2

俗语说："草根树皮治大病。"中药治疗疾病有其独特的优势和功效，近年来逐渐成为自然疗法的一种。中药大部分为天然药材，种类繁多，包括植物、动物和矿物，仅典籍所载的就有 3000 种以上。而中药之所以叫作"中药"，是因为这些药物的使用是以中医学理论为指导，有着独特的理论体系和应用形式，充分反映了我国历史文化的特点。若不是按照中医学的理论进行应用，则不能称其为"中药"。

我国幅员辽阔，古人经过长期的使用、观察和比较，知道即使是分布较广的药材，由于自然条件的不同，各地所产的质量规格也不一样，于是便有了"道地药材"之说。如四川的黄连、川芎、附子，广东的陈皮，东北的人参、细辛、五味子，云南的茯苓，河南的地黄，山东的阿胶等等，从古到今都是著名的"道地药材"。在现代的技术条件下，某些原来产量不多而需要量日益增加的药材的异地引种和动物驯养已经开展，而研究"道地药材"的生态系统和栽培技术等仍是确保药材原有功效的关键。

一、中药的性能

每一味中药都有自己独特的性能。主要包括性、味、归经、升降浮沉及有毒无毒等方面。药性包括寒、热、温、凉四性，还有一些寒热之性不甚显著的药物为平性药。药性多可反映药物的主治范围，如寒性药可治疗热性疾病，热性药可治疗寒性疾病

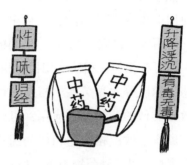

图 9-3

等。药味主要有辛、甘、酸、苦、咸五种，辛味有发散、行气、行血作用，甘味有补益、和中、缓急等作用，酸味有收敛、固涩作用，苦味有燥湿、降泄的作用，咸味有软坚散结、泻下作用。另外，还有淡味药，多有渗湿、利尿作用。味的概念，不仅表示味觉感知的真实滋味，同时也反映了药物的实际功效。升降浮沉反映的是药物作用于人体后的趋势和走向。归经是指药物对某一经（经络及其属络脏腑）或某几经发生明显的作用，而对其他经则作用较小，或没有作用，也就是药物对于机体某部分的选择性作用。某味药归哪经不是古人凭空想象出来的，而是内证试验的结果，是古人智慧的结晶。中药的"毒"有广义、狭义之分：广义的"毒"是指药物的偏性，凡药皆有"毒"；狭义的"毒"则是药物的毒性、副作用。认识药物有毒、无毒，对于指导临床具体用药有至关重要的作用。在很多人眼里，中药是没有副作用的，实际不然。中药也是药，俗语说得好，"是药三分毒"。正确运用中药是避免或减轻副作用的关键。临床使用中药必须在中医理论的指导下明确辨证，对证用药。

小贴语

吃药不忌口，坏了大夫手。

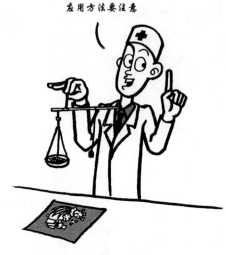

应用方法要注意

图 9-4

二、中药的应用

　　掌握了药物的性能，还必须明确药物的配伍禁忌、用药禁忌、用药剂量和煎服法等，方能正确用药。前人将使用单味药称作"单行"，而多味药共同使用则要讲究"配伍"。中药的配伍关系可有相须、相使、相畏、相杀、相恶、相反等六种关系。相须是性能功效相类似的药物配合应用，可以增强其原有疗效；相使是相似的药物配合应用时，以一种药物为主，另一种为辅，从而提高主药的疗效；相畏是一种药物的毒性反应或副作用，能被另一药物减轻或消除；相杀则反之，是一种药物能减轻或消除另一种药物的毒性或副作用；相恶是两种药物共同使用时，相互作用可使药物原有功效降低，甚至丧失药效；相反是两种药物合用时，能产生毒性反应或副作用。因为药物相反会产生不良后果，故历代对此都比较重视。妊娠时期服用中药也有禁忌，一般来说，毒性较强或药性猛烈的药物禁用；行气活血以及辛热的药物慎用。服用中药也有饮食禁忌，即俗话说的"忌口"。另外，由于疾病的关系，在服药期间，凡属生冷、黏腻、腥膻等不易消化及有特殊刺激性的食物，都应根据需要予以避免。高热患者还要忌油腻。

小知识

汤药怎么吃效果好？

　　1. 服药与吃饭应间隔 1 小时左右，一般的药物饭前服或饭后服均可，对胃肠有刺激的药物宜在饭后服，滋补药宜空腹服，安神药宜在睡前服，治发烧感冒药，在晚上 9~10 点钟服。

　　2. 一般一剂药煎两次后，将药液兑匀，分成两次或 3 次服。早、中、晚各 1 次，或早晚分服。

小知示

家庭牵引应注意哪些问题？

1. 牵引应该在硬板床上进行。

2. 牵引带必须合身，保护骨突部，以防压疮。

3. 症状好转后，不可擅自停止，应稳固一段时间。

4. 牵引一段时间后症状无明显改善者，应请医生及时帮助查明原因。

5. 患者牵引一段时间后如症状加重，应立即停止牵引，请医生做进一步的诊治。

三、中药的煎制

首先，将药物放入陶瓷砂锅内（不宜选用铁锅、锡锅等），加冷水漫过药面，视药材的质地浸泡20~30分钟。上火煮沸后，改用微火再煎煮5~10分钟，将药液倒出，再添加适量冷水上火煎煮，煮沸后将药液倒出，两次药液合并服用。一般来说，解表或芳香类的药物不宜久煎，防止有效成分挥发；滋补类的药物可延长煎煮时间，以使有效成分充分析出。有些药物要先煎，有些药物要在即将煮沸时才放入，有些药物要单煎，有些药物可不用煎，而是用煎好的药液来冲服。这些都要根据医嘱来操作。

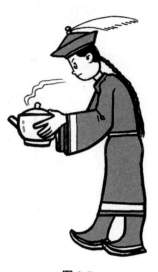

图 9-5

四、中药的服法

就服药时间来说，一般在饭前约1小时服用；对胃肠有刺激的药物宜在饭后服；滋补类药宜空腹服；安神药宜睡前服。另外根据病情，有的一天可几次服用，有的也可代茶饮，不拘时候服。就服用方法来说，多是一天一剂药，分两次服。服用要温服，不可凉服，放入冰箱冷藏的药液再次服用时要加热。

腰椎间盘突出症常用中药

我国地大物博，资源众多，中药作为天然资源一个重要的分支，几千年来作为中医学治疗疾病的主要手段，发挥了十分重要的作用。下面就给大家介绍一下常用的治疗腰椎间盘突出症比较有效的中药。希望腰椎间盘突出症患者通过阅读本书，能对药物有一个基本的了解，在服用药物时有所选择。

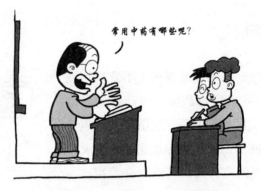

常用中药有哪些呢？

图 9-6

1. 独活

辛、苦，温。归肝、肾、膀胱经。

本品主要功效为祛风湿，止痹痛。独活辛散苦燥，善于祛风湿、止痹痛，凡是风寒湿邪痹着肌肉关节者，不论病程长短，均可以配伍应用。本品对下半身的痹证尤为适宜，故腰椎间盘突出症有腰腿疼痛者，多使用本药。在临床上，独活除了与其他祛风湿药配伍应用外，还多与地黄、杜仲、桑寄生等补益肝肾药配伍，以标本同治，如独活寄生汤。

临床常用量：煎服，3~10g。

2. 海风藤

辛、苦，微温。归肝经。

本品有祛风湿、止痹痛之功效。临床常配伍祛风湿、活血通络的药物，用于治疗风湿痹痛、关节不利、筋脉拘挛、腰膝疼痛以及跌打损伤所致的疼痛。本品对寒湿型腰椎间盘突出症有很好的治疗效果。

临床常用量：煎服，5~10g。

3.千年健

苦、辛，温。归肝、肾经。

小知识

五品天青服，六味地黄丸

清末，某地有一陈姓药贩，靠贩药赚了不少钱。但此人尚不满足，很想过一下官瘾，无奈腹中墨水太少。于是他花了几万银元从朝廷里买了个"五品官"头衔。一有热闹机会，就穿上天青色的"五品"服饰炫耀。有年春节，陈某请人为他写春联。写春联的人也诙谐幽默，提笔一挥而就写成了上副对联。陈某不知是讥，反认为写得惟妙惟肖，便堂而皇之地贴在门前。众人经过，见之无不哑然。这副对联妙就妙在用对比、相承的手法，毫不留情地挖苦了这个"五品官"的虚荣心，巧妙地剥开了"天青服"包裹中的灵魂的卑微，也是不可多得的中药对联。

本品主要功效为祛风湿，健筋骨。本品辛散苦燥，能祛风湿、强健筋骨。临床多用于治疗风湿痹痛、腰膝冷痛、下肢拘挛麻木等。本品治疗腰椎间盘突出症常与独活、桑寄生、杜仲、牛膝、虎骨等配伍同用。《本草纲目拾遗》对本品的功效有这样的评价："千年健，今恒用之于宣通经络，祛风逐痹，颇有应验。"

临床常用量：煎服，5~10g。

4.桑寄生

苦、甘，平。归肝、肾经。

本品有祛风湿、补肝肾、强筋骨、安胎的功效。临床使用桑寄生主要治疗肝肾不足型腰椎间盘突出症。多与独活、秦艽、杜仲、当归等药配伍，如独活寄生汤。《本经》记载本品："主腰痛，小儿背强，痈肿，安胎，充肌肤，尖发齿，长须眉。"

临床常用量：煎服，10~15g。

5.熟地黄

味甘微苦，性微温。归肝、肾经。

本品主要功效为补血生精，滋肾养肝。是临床最常用的滋阴补血药。

本品配山药、山茱萸、牡丹皮、泽泻、茯苓，名六味地黄丸（汤）。可用于治疗肝肾阴虚型腰椎间盘突出症。熟地黄配当归有补血的作用，配白芍可以发挥养肝之功效；配柏子仁能养心安神；配龙眼肉补养脾胃。临床可根据不同的证型辨证加减。

临床常用量：煎服，9~30g。

6. 牛膝

味苦、酸，性平。归肝、肾经。

本品主要功效为补肝肾，强筋骨，散瘀血，引药下行。

本品制用能补肝肾，强筋骨，尤以怀牛膝为佳。临床治疗肝肾亏虚型腰痛，常配伍杜仲、续断、熟地等补肝肾药同用；若腰痛日久者，常配伍独活、桑寄生等祛风湿药、强筋骨药同用。

牛膝入肝、肾二经，有下行之力，并能引药至下肢，故在临床上可以作为治疗腰椎间盘突出症所致的下肢疼痛的引经药。

临床常用量：煎服，6~15g。

7. 川乌

辛、苦，温。有大毒。归心、肝、脾、肾经。

本品主要功效为祛风除湿、散寒止痛。

小知识

突出的腰椎间盘除了会刺激神经根，还会侵犯其他组织而引发症状吗？

回答是肯定的。突出的腰椎间盘可以侵犯后纵韧带及纤维环表面的神经支，引发腰骶部及臀部疼痛。当突出物居中间者，常表现为腰骶部痛。中央型的突出物还可以侵犯硬膜囊及马尾神经，引起腰痛或鞍区感觉障碍。突出物可以压迫椎管内的静脉丛，使静脉回流受阻，硬膜外脂肪因受压而减少，或因缺血、缺氧及渗出液刺激而产生炎症反应，有时可见神经根周围水肿或粘连。可以说无菌性炎症是引发腰痛的一个重要原因。

川乌能祛风除湿、散寒止痛，临床多用于寒湿型腰椎间盘突出症。常与麻黄、白芍、黄芪等同用，如乌头汤。此外，本品散寒止痛的效果很好，可单用或配伍其他药物治疗腰椎间盘突出症。

临床常用量：煎服，3~9g。若作丸剂或酒剂，应减为 1~2g，入汤剂应先煎 0.5~1 小时以减毒，外用适量。
一般制后用。生品内服要慎重。

使用注意：因本品毒性较大，
所以孕妇忌用。川乌反半夏、瓜
蒌、贝母、白及、白蔹。本品不宜
久服，生品只供外用。

8. 蚕沙

甘、辛，温。归肝、脾、胃经。

本品有祛风除湿、和中化浊的

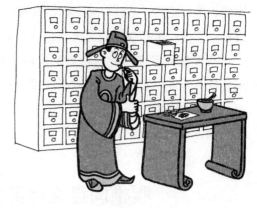

图 9-7

功效。蚕沙味辛性温，可散可通，
能祛风湿、疏筋急而止痛。本品可用于各型腰椎间盘突出症。治疗湿热型腰椎
间盘突出症，可与防己、薏苡仁、秦艽等同用，如宣痹汤；治疗寒湿型腰椎间
盘突出症，可单用煎汤，兑热黄酒服，疗效更佳。

临床常用量：煎服，5~15g。宜布包入煎。外用适量。

9. 伸筋草

苦、辛，温。归肝经。

本品主要功效为祛风除湿，舒筋活络。临床经常应用本品治疗腰椎间盘
突出症，对缓解腰腿疼痛有着很好的疗效。

临床常用量：煎服，10~25g。

10. 延胡索（又称元胡）

辛、苦，温。归肝、脾、心经。

本品有活血、行气、止痛的功效。本品辛散温通，"能行血中气滞、气中
血滞，专治一身上下诸痛"。延胡索的止痛作用很强，无论何种痛证，均可配
伍应用，因此在临床有"元胡胜似杜冷丁"的说法。本品治疗寒湿型腰椎间盘
突出症，常配伍桂枝。

临床常用量：煎服，3~10g。研末服，1.5~3g。因为延胡索经醋制后，其
有效成分的溶解度大大提高而止痛效果加强，所以本品多醋制后使用。

11. 甘草

味甘，性平。归心、肺、脾、胃经。

甘草补脾益气，清热解毒，祛痰止咳，缓急止痛，调和药性。用于脾胃

虚弱，倦怠乏力，心悸气短，咳嗽痰多，四肢拘急疼痛，痈肿疮毒，缓解药物毒性、烈性。本品在中药界有"糖皮质激素"之称。

在腰椎间盘突出症治疗中的应用，主要是起到调和诸药、补脾健体的作用。甘草是常用的中药，可减低或缓解其他药物的偏性、毒性，具有辅助、协调、矫味的作用。

临床常用量：3~10g。

腰椎间盘突出症常用偏方验方

俗话说"偏方治大病"。选用偏方治疗腰椎间盘突出症，如果应用得当，也会取得很好的疗效。治疗腰痛、腰椎间盘突出症常用的有效偏方供患者根据自己的情况选用。

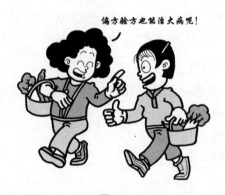

图 9-8

一、寒湿型腰椎间盘突出症

方 1

组成：过山龙 75g，马钱子 2g，威灵仙 15g。

制法：将上药加水 500ml，煮取药液 250ml。药渣再加水 250ml，煮取 125ml，将其放入煲中，加小公鸡 1 只（去肠杂），煮熟，食前加五加皮酒或当归酒适量。

用法：鸡肉和汤分 2 次服完。

小知识　　　　　　　　中药妙对

　　中药名及成药名往往含意深远，有悠深的寓意。自古不少名人雅士巧妙地运用药名拟定药联，给药物以活力，赋草木以生机。在表现手法上也颇为工整严谨，使人们读后既得到艺术享受，又增进中药、成药的知识，极富情趣。采撷一二，以供欣赏。

　　白头翁，持大戟，跨海马，与木贼草寇战百合，旋覆回朝，不愧将军国老。红娘子，插金簪，戴银花，比牡丹芍药胜五倍，苁蓉出阁，宛如云母天仙。

　　刘寄奴含羞望春花；徐长卿砒霜采腊梅。

　　风月前湖夜，轩窗半夏凉。

　　红娘子上重楼，连翘百步；白头翁坐常山，独活千年。

方 2

组成：白术 60g，苍术 60g，酒适量。

制法：上药研末分 12 包。

用法：每日 3 次，每次 1 包，酒送服。

方 3

组成：萆薢 100g，附子 30g，杜仲 30g，独活、羌活各 15g，桂心 30g，牛膝 100g，桑寄生 60g。

制法：以上药物洗净风干，打碎末，用布袋盛之，浸于酒 2000ml 中，密封 10 天后打开。

用法：每天吃饭前，喝一小盅，温服。

二、湿热型腰椎间盘突出症

方 1

组成：黄柏 10g，独活 10g，玄胡 60g。

制法：加醋炒后研末。

用法：每日 3 次，1 次 3g。

方 2

组成：透骨草 60g，黄柏 30g，苍术 30g，玄胡 60g，白酒 1500g。

制法：上药浸于白酒中。

用法：每日早、中、晚各服 30g。

方 3

组成：生石膏 30g，知母 10g，防己 15g，黄柏 12g，威灵仙 30g，透骨草 30g。

制法：上药煎汤，趁热服用。

用法：每日 1 剂，分两次服。

三、气滞血瘀型腰椎间盘突出症

方 1

组成：马钱子 5g，土鳖虫 10g，牛膝 15g，麻黄 5g，僵蚕 10g，全蝎 15g，甘草 10g，乳香 15g，没药 15g，苍术 10g。

制法：上药焙干后研粉，分装胶囊，每粒含生药 0.3g。

用法：每晚临睡前口服 4 粒，逐日增加 1 粒，最多不超过 8 粒，以黄酒 30~50ml 冲服。

方 2

组成：丹皮、丹参各 15g，当归、陈皮、桃仁、白芷各 10g，牛膝、川断各 15g，甘草 6g。

制法：上药煎汤，趁热服用。

用法：每日 1 剂，分两次服。

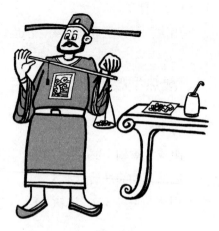

四、肾虚型腰椎间盘突出症

方 1

组成：杜仲 20g，威灵仙 55g。

制法：分别研粉后混合拌匀，再取

图 9-9

猪腰子（猪肾脏）1~2个，去掉筋膜（肾上腺），洗净剖开，再放入药粉，摊匀后合紧，共放入碗中，加水少许，慢火久蒸。

用法：食肉，喝汤，每日1剂，孕妇忌服。

方2

组成：生鳖甲50g，煅自然铜10g，杜仲15g，土鳖虫10g。

制法：共研细末。

用法：每日2次，每次25g，黄酒冲服。

方3

组成：当归、泽兰叶、苏木、地龙、杜仲、赤芍、黄芪、丹参、鹿茸、金毛狗脊各10g。

制法：水煎服。

用法：每日1剂，10天为1个疗程。

小知识

何为脊髓圆锥综合征？

包括会阴及肛门周围的皮肤感觉消失，如骶2受累，将有马鞍区麻木，骨盆出口处有肌肉软瘫，包括不能自主排便、阴茎勃起和射精能力完全丧失。

以上介绍了治疗腰椎间盘突出症的偏方验方，其实中医学以及民间的一些有效的验方还有很多，只要使用恰当，一定能起到神奇的疗效。但是要对证施治，不可什么验方都在自己身上试验。因此，为了安全起见，最好在医生指导下进行试用。

第十章 腰椎间盘突出症的贴敷疗法

什么是贴敷疗法

贴敷疗法是将药物贴敷于身体特定部位，如穴位、手心、足心、肚脐等，通过一定途径发挥药物与特定部位双重作用的治病方法，属于外治法的一种。贴敷疗法疗效确切、经济方便，避免了药物内服的禁忌、副作用及患者不愿服用苦药等不足，尤适用于儿童、妇女、老人等畏针忌药者，是患者乐于接受的一种自然疗法。

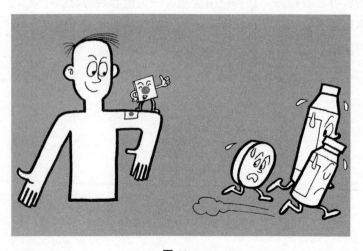

图 10-1

一、贴敷的药物选择

一般来说，凡可内服的药物都可以外用，由于贴敷的给药途径不同于内服，故在常规辨证选方的基础上，可多用或加用以下药物：

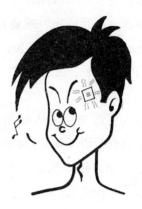

图 10-2

1.性味芳香、走窜作用强的药物，如冰片、麝香、肉桂、丁香、花椒、乳香、没药、樟脑、薄荷、穿山甲、皂角、姜、葱、韭、蒜、槐枝、柳枝、桑枝、桃枝等。但此类药物易耗气动血，使用时不宜过量。

2.气味俱厚、生猛力强类药物，如生半夏、附子、苍术、牵牛、胆南星、番木鳖、川草乌、巴豆等。但此类药物在使用时也需掌握用量及贴敷时间。用量宜小不宜大，贴敷时间宜短不宜长。

3.血肉有情之品，如羊肉、鸡肉、动物内脏、鳖甲等可选用加入药中贴敷治疗慢性虚损性疾病。应当注意必须对证，不可滥补。

4.重金属类药物，如轻粉、水银、朱砂、铅粉、黄丹、雄黄、白砒等。此类药物穿透性强，用之得当，可增强疗效。但这些药物有些有剧毒，有些过量久用亦可蓄积中毒，故虽系外用，用量亦应极小，不可过量。

5.刺激发泡类药物，如白芥子、斑蝥、毛茛、蒜泥、甘遂等，即发泡疗法中所选用的具有刺激皮肤发泡作用的一类药物。此类药物可单独使用，亦可配入复方中使用，通过使皮肤发泡，持久地刺激腧穴—经络—脏腑，以达到治疗目的。

6.透皮剂，如二甲基亚砜可增加皮肤通透性，促使药物透入皮肤，促进药物的有效成分吸收，增强贴敷的治疗作用。

二、贴敷常用剂型

1.散剂
是穴位贴敷中最基本的剂型。根据辨证选药配方，将药物碾成极细的粉末，过80~100目细筛。药末可直接涂在穴位上或用水等调和成团贴敷，外用纱布、胶布固定，或将药末撒布在普通黑膏药中间贴敷穴位。本剂型制法简便，剂量可以随意变换，药物可以对证加减，且稳定性较高，储存方便。由于药物粉碎后，接触面较大，刺激性增强，故易于发挥作用，疗效迅速。

2. 糊剂

将散剂中加入赋形剂，如酒、醋、姜汁、鸡蛋清等调成糊状涂敷穴位上，外盖消毒纱布，胶布固定。糊剂可使药物缓慢释放，延长药效，缓和药物的毒性。再加上赋形剂本身所具有的作用，可提高疗效。

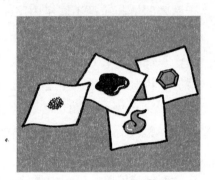

图 10-3

3. 膏剂

有硬膏和软膏两种。其制法不同，硬膏是将药物放入植物油内浸泡1~2日后，加热油炸，过滤药物，药油再加热煎熬至滴水成珠，加入铅粉或广丹收膏，摊贴穴位。硬膏易于保存且作用持久，用法简便。软膏是将药物粉碎为末过筛后，加入醋或酒，入锅加热，熬成膏状，用时摊贴穴位，定时换药。也可将适量药末加入葱、姜、蜜、凡士林等调成软膏，摊贴穴位。软膏渗透性较强，药物作用快，有黏着性和扩展性。

开心一乐

悄　悄　话

某日在某大酒楼吃饭，点了道"悄悄话"，端上来一看原来是猪口条和猪耳朵。

---

4. 丸剂

是将药物研成细末，以蜜、水或米糊、酒、醋等调制成的球形固体剂型。丸剂贴敷通常选择小丸药。丸者缓也，可使药物缓慢发生作用，药力持久。丸剂便于贮存使用。

5. 饼剂

将药物粉碎过筛后，加入适量的面粉拌糊，压成饼状，放笼上蒸30分钟，待稍凉后摊贴穴位。有些药物有黏腻性，可直接捣融成饼，大小应根据疾病轻重和贴敷部位而定。

6. 锭剂

将贴敷药物粉碎过筛后，加水及面糊适量，制成锭形，晾干，用时以水或醋磨糊，涂布穴位。本剂型多用于慢性病，可减少配制麻烦，便于随时应用。

三、贴敷常用赋形剂

赋形剂即基质，基质选用适当与否，对药物的渗透吸收有直接影响。常用的赋形剂有下述几种：

1. 蜂蜜

蜂蜜有"天然吸收剂"之称，是吸收较快的赋形剂之一。不易蒸发，能使敷药保持一定湿度，无刺激性，具有缓急止痛、祛风化瘀、解毒防腐、收敛生肌之功用。

2. 鸡蛋清

鸡蛋清含蛋白质、凝胶，可使药物释放加快，缺点是容易干缩、霉变。

3. 凡士林

凡士林黏稠度适宜，便于使用，不易变质，可与药末调为软膏外敷，穿透性好。

4. 植物油

亦可作为赋形剂，调药末敷贴，但穿透力不如凡士林好。

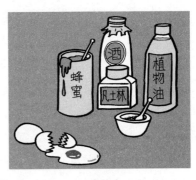

图 10-4

5. 酒、醋、姜汁

具有走窜通经、活血化瘀、温通气血、散寒祛邪、消结止痛的作用，亦是临床常用的效果良好的赋形剂。

6. 水、药汁、盐水

均可调药粉为糊剂或制药饼外用。其中水和药汁可使敷贴药物保持一定湿度，易于浸透；盐水可离解物质，使药易于透入。

四、贴敷治疗原理

穴位给药的生物利用度明显高于一般给药，因腧穴对药物具有敏感性和放大效应。通过药物对皮肤的刺激引起皮肤和患部的血管扩张，促进局部和周身的血液循环，增强新陈代谢，改善局部组织营养，提高免疫功能，同时随着药物进入体内，可起到相应的调理作用，达到治疗目的。

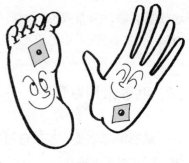

图 10-5

五、贴敷注意事项

虽然贴敷疗法简、便、廉、验，但若辨证、选穴、药物选择运用不当，也会影响疗效，甚至带来不良后果，故也需注意一些细节问题。

1.过敏体质或有皮肤过敏史的患者应慎用贴敷疗法，如果选择运用，需严密观察，一旦有过敏迹象，要立即停用。

2.有出血性疾病的患者，若使用三棱、莪术、桃仁、红花等破血逐瘀药时，应密切观察全身有无出血倾向。

3.有毒药物用量不宜过大，敷药时间不宜过长，且应有间隔，以防产生毒副作用，对久病体弱及有严重心脏病、肝脏病、肾脏病等患者尤应注意这一点。严禁毒药入口。

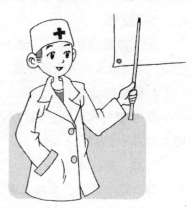

图 10-6

4.凡用水、酒、鲜药汁调敷药物时，需随调随用。使用大蒜、白芥子、斑蝥等发泡剂时，可适量用蜂蜜调敷，以缓和对局部皮肤的强烈刺激。

5.颜面五官部位、大血管部和肌腱处应禁敷或慎敷；妇女妊娠期间腰骶部、少腹部及一些可引起子宫收缩的穴位禁用。

6. 小儿皮肤娇嫩，药物透入较易，但贴敷后要注意护理，勿令搔抓。且贴敷时间不能太长，以免对皮肤造成过度刺激。

7. 敷药时要注意药物的软硬、干湿度，并需及时更换，以防影响疗效，刺激皮肤。在第 2 次敷药前，可用消毒干棉球蘸各种植物油或液状石蜡揩去第 1 次所涂敷的药膏，切不可用汽油或肥皂擦洗。

8. 贴敷时尽量避免一穴重复贴 10 次以上，对于需长期治疗的慢性疾病，应辨证选择两组以上穴位交替使用。

9. 贴敷后一般不宜参加重体力劳动和游泳等体育活动，饮食避免生冷、辛辣刺激性食物等。

小知识

腰椎间盘突出可引起小腿水肿

　　具体原因不明，可能是神经根在受到机械性及局部无菌性炎症的化学刺激时，粘连水肿，影响交感神经的传导功能，窦椎神经也可能发生异常短路，而下肢相应的血管神经功能发生障碍。

腰椎间盘突出症常用贴敷法

　　药物贴敷疗法用来治疗腰椎间盘突出症，是继承了历代中国传统医学的特点，又在实际运用中得到发展与不断创新的一种有效方法。目前，运用贴敷疗法治疗腰椎间盘突出症，已经取得了满意的疗效，为很多腰椎间盘突出症患者解除了痛苦。下面就为大家介绍一些临床常用的药物贴敷的处方，以供患者根据自己的病情灵活选用。

一、寒湿型腰椎间盘突出症

方 1

穴位：肾俞、腰眼、脾俞（图 10-7）。

药物：生姜汁 150ml，黄明胶 90g，乳香末 6g，没药末 9g，花椒末 12g。

用法：先将前 2 味药入锅内加热熔化，再放入乳香、没药，熬 2~3 沸取下，放在沸汤上炖，以柳条不停地搅动，成膏后，加入花椒末再搅匀，离汤取下锅，待温时，以牛皮纸摊贴，敷于穴位上。另以醋炒麸皮，布包放膏药上熨之，每日1~2次。贴敷5~7日取下，穴位起小水疱为度。

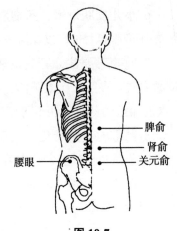

图 10-7

方2

穴位：腰眼。

药物：木香、花椒、大茴香、补骨脂、升麻各30g、附片15g、肉桂20g、川楝子20g。

用法：上药共研细末，过100目筛，贮瓶备用。用时取药粉20g，加生姜汁适量调膏，贴敷穴位上，上盖纱布，以艾炷放膏上点燃灸之，见效迅速。

方3

穴位：手心。

药物：丁香、荜茇、干姜、牡蛎各适量。

用法：将上述药物烧灰，放手心中，以唾液调泥，至暖汗出为度。每日1次，每次30分钟。

方4

穴位：关元俞、阿是穴。

药物：食盐250g，麸皮或沙子500g。

用法：将食盐、麸皮或沙子共炒热，装入布袋内，趁热敷在疼痛处。每日2次，每次30分钟。

方5

穴位：阿是穴。

药物：防风、荆芥、细辛、桂枝、川椒、乳香、没药各30g。

用法：将上述药物粉碎，过60目筛，用时取20~30g，铺于两层纱布中，范围如手掌大，用酒调成糊状。敷于疼痛部位，依次加上塑料薄膜、干毛巾，将90℃~100℃的热水装入热水袋中，用热水袋热敷，每次敷1小时。每日1次，10日为1个疗程。

方 6

穴位：阿是穴。

药物：艾叶 100g。

用法：醋炒至焦黄，趁热布裹敷患处，每日 1 次。

二、湿热型腰椎间盘突出症

小知识

腰椎间盘退行性变是怎么回事？

　　随着年龄的增长，人体各部位的器官均有不同程度的退行性变，俗话所说就是"老化"。一般在 20 岁以后，腰椎间盘即开始退行性变。这是一个必然的趋势，只要腰椎间盘不向后突出压迫髓核或神经根，就不会引起任何症状，因此不必有顾虑。

方 1

穴位：命门（图 10-8）。

药物：鲜丝瓜络 100g。

用法：将鲜丝瓜络捣烂，外敷于命门穴。

方 2

穴位：腰眼、肾俞、阿是穴。

药物：白芥子 2 份，栀子 8 份。

用法：将两药共研细末，加鸡蛋清和面粉适量，调成糊状敷于穴位上，2 日换药 1 次，5 次为 1 疗程。

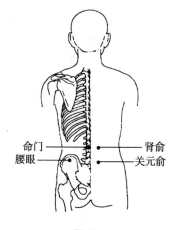

命门　　　　肾俞
腰眼　　　　关元俞

图 10-8

三、气滞血瘀型腰椎间盘突出症

方 1

穴位：腰眼、阿是穴。

药物：当归、红花、土鳖虫各 20g，乳香 25g，没药 30g，血竭 15g，三七粉 30g。

用法：将诸药放入醋内浸泡 24 小时，放锅内加热煮沸，以纱布放醋内浸透，乘热浸渍腰眼及痛处，如冷再换。每日 2 次，每次 1~2 小时。

方 2

穴位：肾俞、关元俞、阿是穴。

药物：乳香、没药、赤芍各 30g，马钱子 15g，生大黄 20g。

用法：将上述药物共研细末，放于布袋中，用醋调湿后敷于穴位上，袋上放一热水袋。每日治疗 2 次，每次治疗 30 分钟，每剂药可用 3 日。

方 3

穴位：阿是穴。

药物：生香附、石菖蒲、萝卜子各 50g。

用法：将上述药物共研粗末，再与鲜韭菜 150g 共捣烂，炒热，洒入白酒少许，布包趁热敷患处。每日 2 次，每次 30 分钟。

四、肾虚型腰椎间盘突出症

方 1

穴位：腰眼、肾俞、脾俞（图 10-9）。

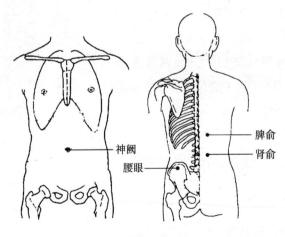

图 10-9

药物：桑寄生、独活、杜仲、骨碎补、仙茅、肉桂、威灵仙各 20g，海马 15g，樟脑 10g。

用法：上药共研细粉，贮瓶备用。用时取药粉适量，撒布于镇痛膏上，加热敷于穴位上。7 日换药 1 次，5 次为 1 疗程。

方 2

穴位：肾俞、腰眼。

药物：吴茱萸 30g，杜仲 12g，牛膝 15g，透骨草 20g。

用法：将上药研细末，用白酒调后贴敷于肾俞穴和腰眼穴，隔 3 日 1 次。

方 3

穴位：神阙。

药物：桑寄生、独活、杜仲各 3g，牛膝 5g，伸筋草 2g，麝香少许。

用法：麝香另研，余药共研细末，将麝香放脐内，再放余药，贴敷神阙穴，外以胶布固定，2~3 天换药 1 次。

方 4

穴位：神阙穴。

药物：独活、杜仲各 3g，牛膝 5g，干姜 6g，炙甘草 3g。

用法：将上药混合烘干，碾面，每次取 200mg，加入热参浸膏 10mg，贴敷神阙穴，用一软纸覆盖，再加棉花，外用胶布固定封好，3~7 天换药 1 次。

方 5

穴位：阿是穴。

药物：肉桂 30g，吴茱萸 90g，生姜 120，葱头 30g，花椒 60g。

用法：上药共炒热，以布包裹，热敷腰部，冷后炒热再敷。

第十一章　腰椎间盘突出症的熏洗疗法

什么是熏洗疗法

　　熏洗疗法是中医外治法的一种，是中医学重要的组成部分。民间亦称为"药浴"、"熏蒸"等。它是将配制好的中草药加清水煮沸后，先用其蒸汽熏患部或全身，再用药液淋洗、擦洗或浸浴全身或局部患处，从而产生治疗作用的一种防治疾病的方法。熏洗疗法是我国劳动人民在防病治病实践过程中智慧的结晶，由于使用方便、疗效显著而深受人们的青睐。

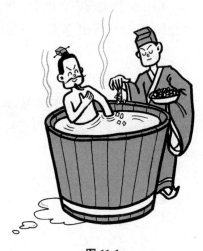

图 11-1

一、熏洗防治疾病原理

　　皮肤是人体最大的外围屏障，在这个大面积的屏障上，分布着密密麻麻数不清的汗毛孔，承担着沟通人体内外的作用，除毛孔之外的皮肤本身也有通透性。药物煮沸后，袅袅的蒸汽携带着独特的中药气味直接熏于肌肤，通过皮肤、黏膜、汗腺、毛囊、角质层、细胞及其间隙等转运而吸收。一方面，熏蒸时热气腾腾可使皮肤温度升高，扩张局部血管，促进局部血液循环，加快物质运输代谢；另一方面，各种药物的性味不同，通过皮肤吸收入内而发挥不同作用，如温经通络、行气活血、祛湿散寒等，从而对人体阴阳失调状态进行整体调节。

二、熏洗疗法的种类

熏洗疗法施行起来，可有药物熏烟法、药物蒸汽熏法、药物外洗法、药浴法、药物浸渍法等，其中熏蒸和外洗是比较常用的方法。这些方法既可单独施行，又可协同为用，以加强疗效。

1. 药物熏烟法

药物熏烟法就是将药物研成粗末，置于火盆或火桶中，使药物缓慢燃烧，然后将身体某一部位置其上进行熏烤治疗；或将门窗关闭，用药物熏烤整个房间，此法多在瘟疫流行期间预防使用。也可将药物研成粉末后摊于纸上，卷成香烟状，点燃后对准身体某一部位（多为穴位）处，保持适当距离进行反复熏烤，以达到治疗作用。如艾灸疗法，其实亦为熏法的一种。艾灸中的雷火神针就是多种药物配合艾绒卷成筒状进行熏疗的。

2. 药物蒸汽熏法

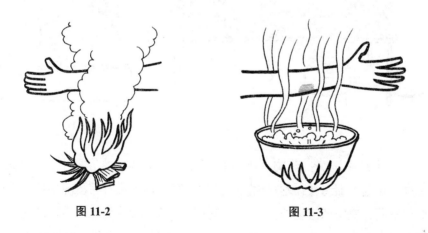

图 11-2　　　　　　　　　　图 11-3

蒸汽熏是很常用的方法，且多与外洗连用，即先熏后洗。蒸汽熏可取特制器皿，将中草药加水煮沸冒出蒸汽后，即对准施术部位，边煮边熏；也可在普通沙锅中煮沸后将药汁倒入盆中，趁热熏之。在冬春感冒流行季节，在室内炉火上放置醋盆加热熏蒸，即俗称的"熏醋"，就是一种可以很好的预防感冒的方法。蒸汽熏根据所熏部位的不同，可有全身熏洗、头面熏洗、手足熏洗等。

（1）全身熏洗法：可在较小房间或浴室中进行。关紧门窗，患者可身着薄衣或裸露皮肤躺卧于有镂空的平板上，将按病证配制的药物放入容器，加水，直接放于平板正下方加热煮沸，在熏蒸的过程中可根据情况续加水，熏蒸时间可视病情轻重而定，一般以半小时为宜。若无适宜熏蒸用的平板，亦可在药物煮沸后，将药汁倒入容器（如浴盆、浴池等），然后取大的塑料薄膜将容器和患者罩住（头部可外露）形成密闭空间进行熏疗，待药液温度适宜时即可坐于容器中进行全身洗浴。全身熏洗通常每日 1~2 次。

（2）头面熏洗法：药物煮沸后将药汁倒入消毒后的脸盆中，外罩布单，闭目，趁热熏蒸面部；待药液温度适宜后，沐发、洗头、洗面。一般每次 30分钟，每日 2 次。凡面部急性炎症、渗出明显的皮肤病应慎用。

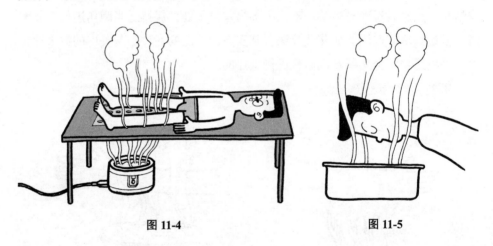

图 11-4　　　　　　　　　　　　　　　　图 11-5

（3）手足熏洗法：药物煮沸后将药汁倒入消毒后的容器中，外罩布单，将患病手足与容器封严，趁热熏蒸，然后待药液温度适宜后浸洗手足。根据患病部位不同，决定药液量的多少。如洗足以药液浸没两足踝部为宜，洗手应浸过腕关节。每次 15~30 分钟，每日 1~3 次。值得一提的是，近年来足疗、足浴的招牌遍布大街小巷，若足疗师是经过专业训练的，其到位的按摩加上药物的熏洗对于防病保健可以起到不错的作用。

3.药物外洗法

将所选药物浸泡于水中，煎煮沸后，将药汁倒入盆中，待药温度适宜时，用毛巾浸透后擦洗全身或局部。此法可单独使用，但一般多与蒸汽熏法合并连续使用，即先熏后洗。外洗次数与时间可视病情和部位而定，通常每次 15~30 分钟，每日 1~3 次。

（1）药浴法：药浴，顾名思义，即用药液进行沐浴之意。此法在民间广为流传，近些年来，经过开发，药浴已成为保健的一种好方法。温泉浴实际就是一种天然药浴。在家庭中进行药浴，可以将所选药物加水煮沸后倒药汁于浴盆、浴桶或浴池中，然后添加适量洗澡水，若有较大容器，也可一次性煮沸所需药水量。待药液温后，即入内浸浴，法同洗澡。药浴是防病治病、养生保健的一种好方法。

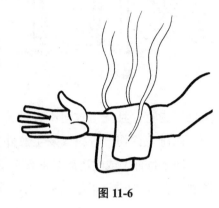

图 11-6

（2）药物浸渍法：从语义上严格来讲，浸，就是将患部如四肢等浸泡在药液中；渍，是用消毒棉球或毛巾蘸药汁敷于患处，停留一段时间，以使药液充分发挥作用。实际操作中，浸渍最好连用，通常先洗后浸，然后再渍，以加强疗效。通常浸泡时间为 20~30 分钟，渍敷时间可根据情况而定，如棉球或毛巾凉后就可重新再蘸温热药液进行热敷。

三、熏洗疗法注意事项

1.熏洗方药在选择上同内服方药。中医药治疗强调个性化治疗，每个人的情况都是不同的，因此同一个病，所开方药可能不同，即使同一个病人、同一个病，在不同的时间所开方药都是不同的。因此方药应在对患者进行中医辨证的基础上进行选用，不能一方共用。儿童皮肤娇嫩，药量尤其要掌握好。

2.局部熏洗前最好先对局部进行清洗、消毒；同时对熏洗所使用的器皿、纱布、毛巾等要先消毒后再使用，家庭中可采用煮沸消毒法。熏洗时要防止药液溅入口、眼、鼻中。

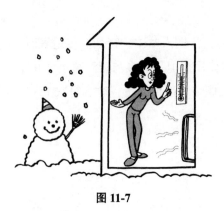

图 11-7

3.熏洗过程中要掌握好药液温度，若温度过高就进行洗浴，往往会由于刺激性太强而对皮肤造成伤害；若温度低了，又会影响疗效。通常先用药液蒸汽熏，待药液不烫手时即可进行洗浴。洗浴时要注意保暖，避免受寒、吹风，洗浴完毕应立即拭干皮肤。尤其在秋冬之季，应注意浴室、房间的保温。

4.对老幼患者，不宜单独洗浴，需有人助浴为宜，且洗浴时间不宜过长。对病情急重患者，熏洗时更要有专人陪护，以避免烫伤、着凉或发生意外。有严重心、脑、肾疾病者不适宜全身熏洗。洗浴过程中或洗浴后若发现有皮肤过敏者，应立即停止熏洗或更方。有皮肤破损者可根据病情选择适宜的用药方法。

> **小知识**
>
> ### 腰椎间盘突出症的应急措施
>
> 腰椎间盘突出症急性发作时，与急性腰扭伤的急救方法相同，立即让伤员躺在硬板床或硬木板上休息，以解除体重、肌肉和外来负荷对椎间盘的压力。卧床的体位不受限制，但不得坐起和站立。然后转送医院接受治疗。就体位而言，卧位最好，坐位最差，卧位中仰卧位最差，如果能取俯卧位，腹部垫枕较好，仰卧时，膝下放枕头，可能会舒服些，疼痛减轻些。体位是因人而异。如果什么体位都痛，当然应该加用药物、封闭疗法等措施。

5.进行熏洗要选择适宜的时间，通常饭前或饭后 30 分钟内不宜熏洗；空腹洗浴易发生低血糖休克，且由于药物的性味刺激更易使人发晕；饭后饱腹洗浴则影响食物消化吸收。其余时间若无其他情况均可进行熏洗。

6.随时注意身体变化，有效则继续用药，无效则应随时更方疗之。使用本疗法治病，若有效，要坚持用药，直至痊愈，切忌用用停停，而影响疗效。用药期间，要适当忌口。禁忌吸烟饮酒，忌食辛辣油炸等物和鸡、鱼、虾等发物。

7.每剂药物可使用 3 次，即可煎煮 3 次。每次煎煮后将药汁倒出进行熏洗，药渣可妥善保存，再次熏洗时再加水煎煮，但间隔时间不宜过长，尤其夏天要防止药物变质。

腰椎间盘突出症常用熏洗法

熏洗疗法是一种治疗腰椎间盘突出症较为有效的局部治疗方法。其不但操作简便，易学易用，容易掌握，疗效可靠，而且通过熏蒸可以使药物直接作用于病变部位，通过皮肤吸收，以改善腰部的血液循环，促进局部组织的新陈代谢，增加局部代谢产物的排泄和炎症、瘀血的吸收，缓解肌肉痉挛，从而达到镇痛的效果。另外，腰椎间盘突出症患者还可以通过一定的药浴来改善体质，增强机体的免疫力，达到全身调理的目的。

一、辨证熏洗

1.寒湿型

方 1　干姜熏洗方

组成：干姜 60g，干辣椒 30g，生乌头 20g，宣木瓜 25g。

用法：上药加清水 2000ml，煮沸 30~40 分钟，趁热熏蒸患处，待药液温后取药汁倒入盆中，用消毒毛巾蘸药液擦洗患处，最后用纱布浸透药液外敷患处。如此反复擦洗、热敷 2~3 次，每次 30~60 分钟。每日早、晚各 1 次，每剂可用 2 次。

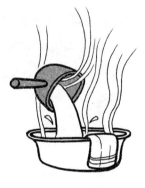

图 11-8

功用：温经散寒，通络止痛。

附注：方中生乌头有毒，且用量偏大，禁忌内服。本方对缓解疼痛有较好的疗效。本方加桂枝 25g，元胡 15g，用于疼痛甚者，效果尤佳。

方 2　土茯苓汤

组成：土茯苓、防风、白芷、大蒜（蒜瓣）、艾叶、桑树枝、透骨草各 30g。

用法：上药加清水 2500ml，煎沸 5~10 分钟，取出药液，倒入盆中，趁热先熏后洗患处，每次 30~40 分钟。每日 1 剂，每日 1~2 次。

功用：祛风利湿，温经止痛。

方 3　温通洗剂

组成：生草乌、生川乌、生南星、艾叶各 30g，生马钱子、制乳香、制没药、生附子各 15g。

用法：上药加清水 2000ml，浸泡 1 小时后，以文火煎煮 45~60 分钟，取出药液，倒入盆中，熏洗患处（先熏后洗），每次 30 分钟。每日 2 次，每日 1 剂，7 日为 1 个疗程。

功用：祛风除湿，温经通络。

附注：方中生川乌、生草乌、生附子、艾叶温经散寒、除湿止痛；马钱子、制乳香、制没药活血通络、化瘀止痛。本方药性峻猛，温通力宏，故用之效佳。

注意事项：本方有剧毒，严禁内服，切忌溅入口、眼、鼻、耳内。

方 4　加味豨莶草洗剂

组成：豨莶草 30g，桂枝、刺五加、石菖蒲、石楠藤、水皂角、当归各 15g。

小知识

小　资　料

在芬兰，桑拿浴是全国普及的洗浴方式。芬兰人的一句格言就是"先建你的桑拿，再建你的房屋"。他们的桑拿房就建在浴室的隔壁，传统的桑拿房都是半地下的小木屋，下面是巨大的火炉，火炉上面垒上巨大的火山岩石块，构成一个天然的增温系统，并使温度保持在 75℃ 左右。现代人洗芬兰桑拿浴的目的，就是为了流汗，让肌肉放松，把毒素排除，彻底清洁身体。

用法：上药加清水 3000ml，煎沸 30 分钟，存渣取汁，将药液倒入盆中，趁热熏蒸患处，待药液温后洗浴患处，反复擦洗，每次 15~30 分钟。每日 1 剂，每日 2 次，7~10 日为 1 个疗程。

功用：散寒祛湿，通经活络。

2. 湿热型

方1　栀柏洗剂

组成：大黄、薄荷各 6g，栀子、黄柏各 10g，威灵仙、制乳香、制没药、桑枝各 12g，透骨草、伸筋草各 20g。

用法：上药加清水 2000ml 并浸泡 1 小时，至文火煎煮 40 分钟后，取出药液，倒入盆中，先趁热熏蒸患处，待药液温后浸洗患处，每次 30 分钟。每日 1 剂，每日 2 次，7~10 日为 1 个疗程。

功用：舒筋通络，清热祛湿。

方2　清热洗剂

组成：黄芩、黄柏各 10g，山栀子 12g，当归、丹皮各 15g，透骨草、伸筋草、续断各 20g。

用法：上药加清水 1000~1500ml，煎沸后 5~10 分钟，将药液倒入盆内，趁热熏洗浸渍患处，每次 30 分钟。每日 1 剂，每日 2 次。

3. 气滞血瘀型

方1　活络洗剂

组成：生川乌、宣木瓜、炒艾叶、五加皮、地龙、当归、丹皮、羌活、土鳖虫、伸筋草各 30g。

用法：将上药用纱布包裹后，入盆中加冷水 3000ml 置炉火上煎沸 5 分钟左右，将盆离火置地上，趁热熏蒸患处。待稍冷后（以不烫手为度）用药液冲洗患部，并轻轻揉按患处，每次熏洗约 1 小时左右。每日 1~2 次，每剂药可连用 5~7 日。

功用：活血祛瘀，舒筋通络。

注意事项：凡皮肤有破损及患化脓性皮肤病者忌用。

小知识

对腰椎间盘突出症认识的误区
——能忍就忍不进行正规治疗

专家释疑：由腰椎间盘突出症引起的腰腿痛可以引起大小便失禁、下肢麻木甚至部分肌肉瘫痪。有些出现大小便功能障碍的患者，24 小时内如果不及时治疗，可能导致大小便功能不恢复。另外，下肢部分肌肉瘫痪者，1～3 个月内若不及时治疗，即使手术后也有可能无法恢复。

方 2   当归红花煎

组成：当归、红花、乳香、炮山甲、没药、川续断、桂枝、地龙、花椒各 10g。

用法：上药加清水 2000ml 并浸泡 1 小时，文火煎煮 40 分钟后，取出药液，倒入盆中，先趁热熏蒸患处，待药液温后浸洗患处，每次 30 分钟。每日 1 剂，每日 2 次，7~10 日为 1 个疗程。

功用：活血化瘀，通络止痛。

方 3   活血洗剂

组成：丹参 12g，五加皮、透骨草、川椒、川牛膝、宣木瓜、艾叶、白芷、红花各 10g，肉桂 5g。

用法：上药加清水 1000~1500ml，煎煮沸后 5~10 分钟，将药液倒入盆内，趁热熏洗浸渍患处，每次 30 分钟。每日 1 剂，每日 2 次。

功用：活血通络，散瘀止痛。

方 4   活血止痛方

组成：桂枝、路路通、伸筋草、乳香、没药、羌活、川牛膝、淫羊藿、当归各 10g，独活、透骨草各 12g，川红花、川木瓜各 6g。

用法：上药加清水 2000ml，煎至沸腾，将药液倒入盆内，趁热先熏后洗患处，每次 30 分钟。每日 1~3 次，每剂可用 2 日。

功用：活血化瘀，温经通络，散寒止痛。

4.肾虚型

方 1   熏蒸止痛方

组成：透骨草 20g，玄参、浮萍、地肤子、菟丝子、补骨脂、续断、仙灵脾各 10g。

用法：上药加清水 1500ml，煎沸后 10 分钟，取出药液倒入盆内，待温（以 50℃~60℃为宜）时，用消毒毛巾蘸药液擦洗患处，每次擦洗 5~10 分钟。每日 3 次，每日 1 剂。

功用：补肾壮腰，通络止痛。

方 2   补肾活血汤

组成：苏木、伸筋草、透骨草各 20g，鸡血藤、牛膝、木瓜各 15g，红花、仙灵脾、菟丝子、艾叶、补骨脂、续断、千年健各 10g。

用法：上药加清水 2500ml，煎沸 5~10 分钟，取出药液，倒入盆中，上盖方巾，趁热先熏后洗患处，每次熏洗 30~40 分钟。每日 1~2 次，每日 1 剂。

功用：益肾壮腰，活血通络。

小知识

享受浪漫——英格兰烛光泡泡浴

英国的沐浴传统代表了沐浴文化的极致，一切于细微中见功夫，他们的浴室就仿佛一间精致的小客厅，洁白的卫浴设施闪着清辉。沐浴对于英格兰人来说是一种隆重的享受，从香皂、浴盐、浴液到蜡烛、香水，以及不可或缺的红玫瑰，每个细节都不能马虎。水龙头有足够的爆发力，是英格兰泡泡浴的关键所在，通过水龙头的高压冲刷下来的泡泡浴液，才能营造出泡泡的效果。

二、全身保健

药浴，主要是保健药浴，对于提高机体的抗病能力、增强机体免疫力有较为显著的作用。药浴，在中国已有几千年的历史。据记载自周朝开始，就流行香汤浴。所谓香汤，就是用中药佩兰煎的药水。其气味芬芳馥郁，有解暑祛湿、醒神爽脑的功效。

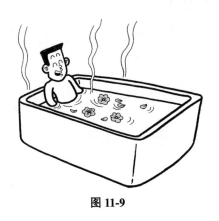

图 11-9

伟大爱国诗人屈原在《云中君》里记述："浴兰汤兮沐芳华。"其弟子宋玉在《神女赋》中亦说："沐兰泽，含若芳。"从清代开始，药浴就作为一种防病治病的有效方法受到历代中医的推崇。

在中医学中，药浴法是外治法之一，即用药液或含有药液的温水洗浴全身或局部的一种方法。其形式多种多样：洗全身浴称"药水澡"；局部洗浴的又有"烫洗"、"熏洗"、"坐浴"、"足浴"等之称，尤其烫洗最为常用。药浴可起到疏通经络、活血化瘀、祛风散寒、清热解毒、消肿止痛、调整阴阳、协调脏腑、通行气血、濡养全身等养生功效。

下面推荐几个适用于腰椎间盘突出症患者的药浴保健方：

方1

药物组成：桑枝、苏木、木香各10g，伸筋草、透骨草、补骨脂各20g，白芷、白檀香、松香、牛膝、川断各30g。

用法：研末入汤中温浴。

作用：舒筋活络，行气活血。

方2

药物组成：玫瑰花、金银花、仙灵脾、菟丝子各15g，细辛、公丁香各10g，白芷90g，檀香20g，甘草12g。

用法：将上药共研细末，用苏合油10g拌匀放入汤中，待水温至适中时，进行温浴。

作用：疏通经络，补肾壮腰。

方3

药物组成：荷叶12g，泽泻9g，防己12g，柏子仁12g，桑寄生15g，当归15g。

小知识

杏林的由来

董奉是汉代有名的中医大夫，相传他在府上给人治病时，不收取诊费，只要求患者在病愈之后，在他的家宅四周随意种下几棵杏树，一般是重病痊愈栽种五棵，轻病痊愈栽种一棵。几年之后，董奉住处的四周竟然有杏树十万余棵了。远远望去，林深树密，茂盛葱郁，无边无际。春季繁花似锦，夏月浓阴葱葱，挂在树上的杏仁果实沉沉甸甸、金黄灿烂，令人目不暇接、心旷神怡。之后，人们看到杏林，便联想起医德高尚、医术高明的董奉先生，由此将给人健康保证的中医界称为"杏林"。

用法：用5000ml的水，浸泡这些中药材20分钟。泡完后再开火，将药材与5000ml的水一起煮滚30分钟。再把中药材的渣除掉，剩下这个热滚滚的药汤倒进浴缸后，再放姜母，以及1瓶米酒。

作用：疏通经络，行气活血。

熏洗疗法作为一种简便易行的治疗方法，对于腰椎间盘突出症患者来说，是很适用的治疗措施。不论疼痛局部的熏洗，还是从改变体质着手的全身保健熏洗，都有很好的效果，希望广大的腰椎间盘突出症患者着手试它一试。

第十二章　腰椎间盘突出症的艾灸疗法

什么是艾灸疗法

艾灸疗法是中医学中一种重要而又独具特色的治疗疾病的方法，从古至今传承了几千年。艾灸疗法运用艾灸的药力和温热作用刺激人体经络腧穴，通过人体经络腧穴的反射传导，使经络通畅，气血调和，脏腑功能平衡，从而达到祛除疾病、恢复健康的目的。灸法是古代劳动人民实践中的产物，早在人类懂得熟食后，无意中被火烫伤了皮肤，同时却解除了身体上某种疾病的痛苦，从而联想到用"灸"来治病。以后又找到艾叶，发现这种植物经加工后，燃烧慢而火力温和，药性温热，能透过皮肤来驱散寒邪，具有通经活络的功效，便当作灸的原料；为了提高疗效，以后又在艾绒中加入其他药末来配制。开始都用艾绒直接灸灼皮肤，灸后皮肤往往溃破结疤，后来渐渐改为隔姜、隔蒜间接灸，或直接将艾炷放在皮肤上，等它将要燃尽而患者呼烫的时候才去掉，这种艾灸，灸后皮肤不溃破、不结疤，易为广大患者接受。

一、灸法的种类

1. 直接灸

（1）艾炷灸：将艾炷直接放在穴位上燃烧，等到将要燃尽而病者呼烫时取去艾炷，另燃一炷。

（2）艾条灸：是由古太乙针法演进而来，临症时取艾条一只，点燃一端，放在距穴位1寸处熏灼，以灸处红润、感到灼热为止。

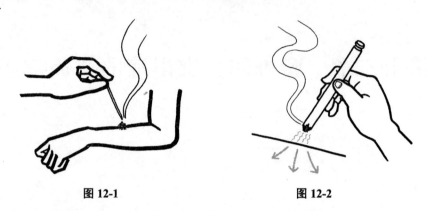

图 12-1　　　　　　　　　　　　图 12-2

2. 间接灸

在应灸处放药物，隔药用艾炷燃熏，叫作间接灸，例如隔姜、隔盐、隔蒜、隔药饼等。

3. 其他灸法

除了上述的灸法而外，还有烧针尾的温针灸，药制如爆竹式的太乙针灸、雷火针灸，局部涂药使之发泡的天灸，使用灸筒的温筒灸，以及外科所用的桑木灸法和神灯照等。

二、施灸的程序与标准

施灸的程序与施针的程序大体相同。灸法的计数以"壮"为单位，每灸一艾炷称为一壮。凡在头面以及四肢末梢等处施灸时，艾炷宜小宜少，背腹肩股部宜大宜多；新病灸时，艾炷宜大宜多，久病宜少宜小；体强者可大些多些，虚弱者应小些少些（老幼也宜适当减小、减少）。

三、施灸注意事项

1. 防止烫伤

施灸时艾炷要放置平正，防止滚动；艾条灸应不时向上或向左右移动，防止过于灼热，患者呼烫时即应略为抬起；并时时弹去艾灰，注意勿使火星落下，以避免烫伤皮肤或烧坏被褥。

2.灸后处理

灸治以后，患者被灸的局部皮肤一般呈现浅红晕，片刻自然消失，无须加以处理。如红晕色深，或有灼痛感，应涂以油膏少许，加以保护。如局部起泡，这就叫"灸疮"，应涂消毒油膏，并以纱布包扎，防止继发感染，一般 7 天左右即可自愈，下次改换穴位施灸。

四、灸法适应证

灸法由于其温热性质，能够温经散寒、扶阳固脱、消瘀散结，适用于慢性、阳气衰弱、虚寒性的疾病，如慢性风湿病、胃痛、腹痛腹泻、痢疾、遗尿、脱肛、崩漏、厥逆、瘰疬、瘿瘤等。灸法亦是很好的保健之法，可激发人体正气，增强抵抗力，无病施灸，可充沛精力、延年益寿。

五、艾灸禁忌

1.在饥渴、醉酒、饱食、劳累、愤怒、惊恐、情绪不快和剧烈运动以后，都应禁针灸，醉酒后更绝对禁灸。

2.孕妇慎灸，禁灸腹部各穴，禁灸三阴交、合谷、肩井等活血力强的穴位。

3.神经干表浅部位的穴位要少灸或禁灸。

"艾灸足三里，胜老母鸡"

腰椎间盘突出症常用灸法

艾灸治疗腰椎间盘突出症也有很好的疗效。治宜散寒除湿，疏通经络，调理肾气。临床以取足太阳膀胱经、督脉经穴为主。根据证候虚实，施以补泻，或平补平泻。

一、寒湿型腰椎间盘突出症

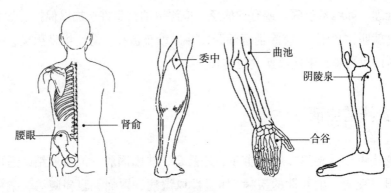

图 12-3

　　施灸穴位：肾俞、委中、夹脊、阿是穴（图 12-3）。

　　施灸方法：对于本型腰椎间盘突出症宜采用艾炷灸，在上述穴位涂敷大蒜汁，以黏附艾炷，选用标准艾炷施灸，可吹火使艾炷较快燃烧，当穴下产生强烈刺激感时即清除艾炷。一般灸 3~10 壮。

二、湿热型腰椎间盘突出症

　　施灸穴位：腰眼、阴陵泉、委中、曲池、合谷（图 12-3）。

　　施灸方法：对于本型腰椎间盘突出症宜采用艾条灸，用泻法。点燃艾条，火头距离穴位处皮肤 2~3cm 进行熏烤，使皮肤有较强的刺激感。火力要壮而短促，以达消散邪气之效，每穴灸 5 分钟左右。若皮肤产生水疱，任其自然吸收，但不要产生大的瘢痕，刺激以能忍受为度。

三、气滞血瘀型腰椎间盘突出症

　　施灸穴位：肾俞、委中、夹脊、气海俞、次髎、阿是穴（图 12-4）。

　　施灸方法：对于本型腰椎间盘突出症宜采用艾条灸。点燃艾条，火头距离穴位处皮肤 2 ~ 3cm 进行熏烤，使皮肤有较强的刺激感。火力要壮而短促，以达消散邪气之效，每穴灸 5 分钟左右。若皮肤产生水疱，任其自然吸收，但不要产生大的瘢痕，刺激以能忍受力度。

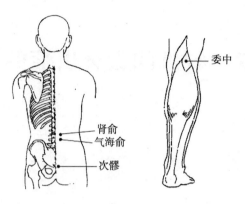

图 12-4

四、肾虚型腰椎间盘突出症

施灸穴位：肾俞、委中、夹脊、太溪、命门、志室、阿是穴（图 12-5）。

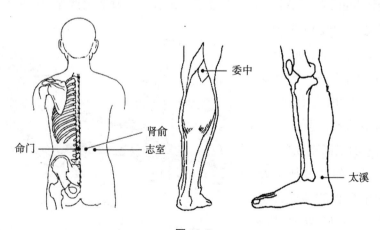

图 12-5

施灸方法：对于本型腰椎间盘突出症宜采用艾炷隔附子饼灸，在上述穴位上放一厚 4mm 的附子饼片，中间穿数个孔，放艾炷进行灸治，使患者有温热感。每穴灸 3~10 壮，10 次为 1 疗程。

第十三章　腰椎间盘突出症的饮食疗法

什么是饮食疗法

　　饮食疗法是在中医学理论或现代食品营养学理论的指导下，通过选择食用某些食品来达到治病或养生保健的目的。民以食为天，粮油米面、瓜果蔬菜、油盐酱醋茶，我们每天都要与之打交道。一般来说食疗包括两个主要方法：一是利用食物本身的特性，或直接生食或经过一定的调制烹饪，充分发挥其医疗作用；二是配入适当的中草药，经过特定烹调工艺加工制作成食品，虽然用药，但通过技术处理而赋予食物的形式，也即我们平常所谓的"药

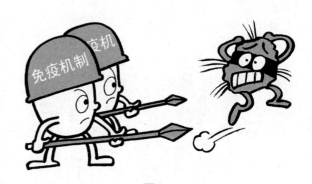

图 13-1

膳"。药膳包括药食、药菜、药粥、药酒、药茶等。从严格意义上讲，药膳属于药物剂型之一，经过传统饮食烹调技术和现代加工而成为防病疗疾、养生康复和益寿延年的好方法。随着时代的发展和人们对生活质量要求的提高，食疗正在逐渐走向千家万户。

一、中医学对食物的认识

根据中医学的理论，每一种食物均有其"四气"、"五味"，食用后均可作用于相关脏腑，产生一定保健治疗作用。

1. 四气

即寒、热、温、凉四种性质。食物的寒热属性是从食物作用于机体所发生的反应中概括出来的。一般而言，有清热泻火、解毒和平肝安神等作用，或能抑制、损害人体阳气（如脾胃的阳气、心肾的阳气）的食物，其性质是寒凉的，如西瓜、苦瓜、萝卜、梨子、紫菜、蚌蛤等；反之，有温中散寒、助阳补火和益气等作用，或能助热燥火、损耗人体阴液（如胃阴、肝阴、肺阴）的

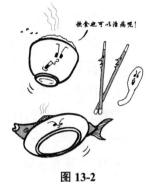

图 13-2

食物是温热的，如姜、葱、韭、蒜、辣椒、羊肉等。食物中过于寒凉或温热的较少。一些食物寒热性质很不明显，可称为平性。

2. 五味

即酸、苦、甘、辛、咸五种不同的味道。它既是中药学的提纲理论，也是解释、归纳食物效用和食疗方选用的重要依据。汉代"医圣"张仲景曾经说过：所食之味，有与病相宜，有与身为害；若得宜则益体，害则成疾。可见，食物的味直接影响机体的健康，应引起我们的重视。

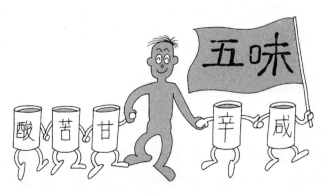

图 13-3

（1）酸味：酸入肝，酸涩之味的食物有收敛、固涩的作用，可用于治疗虚汗出、泄泻、小便频多、滑精、咳嗽经久不止及各种出血病证。但酸味固涩容易敛邪，如感冒出汗、急性肠炎泄泻、咳嗽初起，均当慎食。常用的属于酸味的食物有醋、番茄、马齿苋、橘子、橄榄、杏、枇杷、山楂、石榴、乌梅、荔枝、葡萄等。

（2）苦味：苦入心，苦味食物有清热、泻火、燥湿、解毒的作用，可用于治疗热证、湿证。苦寒亦败胃，脾胃虚弱者宜慎用。常用的属于苦味的食物有苦瓜、茶叶、苦丁茶、杏仁、百合、白果、桃仁等。

（3）甘味：甘入脾，甘味食物有补益、和中、缓急止痛的作用，可用作治疗气虚证。但过食甘味亦可令人生中满。食物中属甘的较多，如莲藕、茄子、胡萝卜、笋、土豆、芹菜、菠菜、荠菜、黄花菜、南瓜、芋头、白菜、栗子、甜杏仁、南瓜、葡萄、大枣、饴糖、小麦等及各种豆类、谷类、鱼类、肉类等都属甘。

（4）辛味：辛入肺，辛味食物有发散、行气、行血等作用，可用于治疗感冒表证及寒凝疼痛病证。同时辛味食物大多发散，易伤津液，食用时要防止过量。

（5）咸味：咸入肾，俗语说"走遍江湖田好，尝遍五味盐好"，咸是百味之首。咸味食物有软坚、散结、泻下、补益阴血的作用。常用的咸味食物有盐、紫菜、海带、海蜇、海参等。

食疗相对药疗来说，取材、制作方便且美味可口，故被人们广泛应用。从中医学理论与实践来看，几乎所有的食物均可祛病疗疾。食疗的形式不拘一格，可制作成汤、饮、粥、饭、面、饼、膏、酒、羹及各种可口的菜肴，即使配用了苦药，经巧妙烹制，也可变得可口味美，尤为小儿所乐于接受。

二、食疗的使用原则

1.因人制宜

（1）年龄：不同的年龄有不同的生理特征，食疗应根据年龄特征配制膳食。儿童生长快速，代谢旺盛，但稚阴稚阳，易伤食罹虫，故饮食应健脾消食，选食山药粥、蜜饯山楂等，慎食温热峻补食物。老年人脏腑机能减退，气血既衰，宜食温热熟食物、易消化而性温滋补之品，忌食黏硬生冷食物。

（2）性别：男女生理各有特点，尤其女性有经带胎产，屡伤于血，故常血偏不足而气偏有余，平时应食以补血为主的膳食。经期、孕期宜多食养血补肾食物，产后应考虑气血亏虚及乳汁不足等，宜选食益气血、通乳汁的食物，如归参炖母鸡、炖猪蹄等。

（3）体质：体质偏寒的人宜食温热性食物，如姜、葱、蒜、桂圆肉、羊肉等，少食生冷偏寒食物；体质偏热的人宜食寒凉性食物，如绿豆、西瓜、芹菜、梨等，少食辛燥温热食物。体胖之人多痰湿，宜吃清淡化痰的食物，为能饱腹，可多吃些含纤维素较多的蔬菜，如芹菜、韭菜、笋子等；体瘦的人多火，宜吃滋阴生津的食物，若脾胃功能欠佳者，可常吃山药莲子粥等。健康之人阴平阳秘，气血调和，饮食起居正常。男子多宜滋补肝肾，女子常宜调补气血。

小知识

"良医者，常治无病之病，故无病；圣人者，常治无患之患，故无患。"

——《淮南子·说山训》

（4）病情：病情常有寒、热、虚、实的不同，根据不同的情况，选择相应的食物，寒者热之，热者寒之，虚者补之，实者泻之。如寒凉疾病可服姜、酒、羊肉、狗肉等以温热之；燥热疾病可服荸荠、生梨、生藕、香蕉、芹菜、西瓜等以凉之；实性不通性疾病可服麦芽、山楂、鸡内金、陈皮等以通泻之；气血虚衰性疾病可服当归、人参等以补益之。

2. 因时制宜

天人相应，"四时阴阳者，万物之根本也"。四时气候的变化，对人体的生理功能、病理变化均产生一定的影响，故食疗应注意气候特点。中医学中有"春夏养阳，秋冬养阴"之养生准则。

3. 因地制宜

俗语说：一方水土养一方人。地

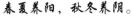

春夏养阳，秋冬养阴。

是，明白！

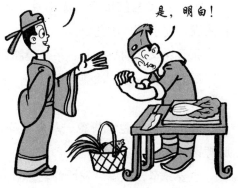

图 13-4

域不同，人的生理活动、饮食特点和病变特点也不尽相同，所以食疗应根据不同的地域配制膳食。如东南沿海地区，气候温暖潮湿，居民易感湿热，宜食清淡除湿的食物；西北高原地区，气候寒冷干燥，居民易受寒伤燥，宜食温阳散寒或生津润燥的食物。

三、日常常用饮食性味功效简介

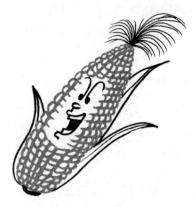

图 13-5

1. 主食类

大米：甘，平。健身养胃，止渴，除烦。

糯米：又名江米、元米。甘，微温。暖脾胃，补中益气，缩小便。

小麦：甘，凉。养心除烦，利尿止渴。

玉米：又名玉蜀黍、包谷、苞米。甘，平。调中和胃，降浊利尿。

2. 豆类及油类

花生：又名长生果、落地生。甘，平。润肺止咳，和胃，利尿，止血，催乳。

花生油：甘，平。滑肠下积。

黄豆：又名黄大豆。甘，平。健脾益气，补养气血。

麻油：又称胡麻油、芝麻油、香油。甘，凉。润燥滑利通便，解毒生肌。

豌豆：又名青豆、雪豆。甘，平。益气和中，解疮毒，利小便。

赤豆：又名红饭豆、赤小豆、米赤豆。甘、酸，平。除热毒，散恶血，消胀满，利小便，通乳。

蚕豆：又名胡豆。甘，平。健脾胃，和脏腑，止血，解毒。

绿豆：甘，凉。清热解毒除烦，消暑，生津止渴，利水消肿。

3. 蔬菜类

葱：又名香葱、青葱、葫葱、蒜葱。辛，温。发表解肌，利肺通阳，温暖脾胃。

生姜：辛，微温。发汗解表，温中止呕，健胃消食，解毒祛痰。

大蒜：又名葫蒜、蒜头、独蒜、大蒜头。辛，温。抗菌，消炎，解毒，健胃，温阳散寒，活血散痛。

辣椒：辛，热。温中散寒，开胃除湿。

白菜：甘，凉。清热除烦，解渴利尿，通利肠胃。

萝卜：辛、甘，凉。消食顺气，醒酒化痰，润肺止渴，解毒，散瘀，利尿。

芹菜：甘，凉。平肝清热，祛风利湿。

菠菜：甘，凉。敛阴润燥，调中养血。

韭菜：辛，温。温中下气，行血除湿，补肾壮阳。

冬瓜：甘、淡，性凉。清热解毒，养胃生津，止渴利尿，减肥健美。

莲藕：甘、涩，寒。生者清热生津，凉血散瘀止血，熟者健脾开胃，补血止泻固精。

4.肉类

猪肉：甘、咸，平。补益气血，养阴润燥。

牛肉：甘，平。补脾胃、养五脏、益气血、强筋骨、利水湿。

羊肉：甘，温。暖中补虚，益气开胃，强身健体。

鸡肉：甘，温。补血，养五脏，强筋骨，润肌肤，填精髓。

鸭肉：甘，微寒。滋阴补虚，养血健身。

小知识

　　唐代名医孙思邈在其著作《备急千金要方》中专设"食治篇"，介绍食物在治疗疾病中的作用。认为"安身之本必资于食，食能排邪而安脏腑，悦神爽志以资气血，若能用食平疴，释情遣疾者，可谓良工"。明确指出："为医者当洞查病源，知其所犯，以食治之，食疗不愈，然后命药。"

5.水产类

鲫鱼：又名鲋鱼、脊鱼。甘，平。补益气血，除湿利水。

青鱼：甘，平。益气力，滋阴平肝，逐水除湿。

鲤鱼：甘，平。利水消肿，下气通乳。

虾：甘、咸，温。补肾壮阳，强腰膝，下乳汁，益气血，开胃化痰。

蟹：又名毛蟹、河蟹、螃蟹。咸，寒。清热解毒，舒筋活络，益气养血。

6. 水果类

木瓜：甘、酸，温。平肝和胃，舒筋去湿，消水肿、除胀满，强筋骨。被世界卫生组织评为健康食品中的头号水果。

西瓜：甘，凉。生津止渴，清热祛暑。

草莓：甘，平。生津止渴，止腹泻，健脾润肺。

猕猴桃：甘、酸，寒。解热止渴，利尿通便。有"百果之王"之称。

橘：甘、酸，凉。专入肺、胃经，疏肝理气，开胃润肺，生津润燥，止渴，止呕，除烦，解酒。

梨：甘、微酸，凉。生津止渴，清热化痰，止咳，除烦，通便。

苹果：甘、微酸，凉。生津清热，健脾开胃，助消化。

枣：甘，温。补中益气，养血安神。

杏：甘、酸，平。生津润肺，理气止咳，健脾开胃。

桃：甘、酸，温。生津除热，活血消积，养肝润肠。

柿子：甘、涩，寒。清热止渴，润心肺，开胃消痰，涩肠止血。

樱桃：甘、辛，平。补中健脾，除热止泻。《别录》云："令人好颜色，美志。"

荔枝：甘、酸，温。补气血、填精髓、止烦渴、益颜色。

腰椎间盘突出症的饮食禁忌

早在两千多年以前，汉代医家张仲景就提出了有关饮食禁忌的问题，其中很多观点在现今看来仍很实用。腰椎间盘突出症患者在积极地预防和治疗疾病的同时，在饮食上也要特别注意。中医学认为"药食同源"，因此食物同中药一样也是有四气五味的（例如韭菜属辛热，冬瓜属甘寒），也都会有忌口的讲究。所以，在日常生活中，腰椎间盘突出症患者该吃什么、不该吃什么应视自身具体的病情做出一定的选择，对有些食物要注意一定的禁忌，以免导致疾病缠绵不愈

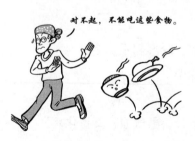

图 13-6

或者加重。

寒湿型的腰椎间盘突出症患者应该少吃大寒性的食物及肥腻的食物。因为寒性的食物容易损伤胃阴，影响到腰椎间盘突出症患者的食欲，不利于疾病的恢复；而肥腻的食物容易滋生湿邪，湿性黏滞，容易使腰椎间盘突出症缠绵难愈。

湿热型的腰椎间盘突出症患者尤其要注意不要大量进食滋腻厚味的食物和酸、热、甘性食物，特别是甘性的食物一定要少吃。补益性较强的甘性食物往往在滋阴的同时易化湿生邪，使得本就已经不畅的气机更瘀滞，血行不畅，加重病情，如肥肉、鸡肉等；酸味在中医的四气五味理论中具有收敛的功效，容易敛邪，使驱邪无力；热性的食物可以助体内的热邪……内外因素一同作用导致腰椎间盘突出症缠绵难愈。

小知识
哪些病人不能进行牵引治疗？
1. 全身明显衰竭的患者，如有心血管系统、呼吸系统疾病。
2. 年龄较大，而且明显有骨质疏松现象的患者。
3. 虽然有腰痛或坐骨神经痛症状，但病因是结核或肿瘤。
4. 腰骶部外伤后仍处于急性期的患者。

气滞血瘀型的腰椎间盘突出症患者注意忌吃苦、寒、酸性味的食物及肥腻的食物，忌过量食用热、辛、甘、温性味的食物及高蛋白、高热量的食物。苦寒的食物不利于气机的运行，酸性收敛，不利于行气活血，肥腻的食物和高蛋白高热量的食物容易化生湿邪、阻碍气机，对腰椎间盘突出症患者是不利的。过量热、辛的食物容易引起体内阳盛，导致中医传统理论中出现的"壮火食气"的现象，对气滞血瘀型患者是不可取的。

肾虚型的腰椎间盘突出症患者注意忌食酸、苦、寒凉的食物。酸味食物常伴寒性，常称酸寒，酸寒之品不利于补阳。苦性入心，心在五行属火，肾属水，水火在正常的情况下可以相辅相成，达到水火既济的和谐状态，但是火过于强了则有可能灼干阴水，不利于补肾阴。寒性凝敛收涩，克温，过食寒凉之品不仅不能补肾阳，还有可能使肾阳日见衰微。

腰椎间盘突出症的饮食选择

上一节我们提到了许多有关腰椎间盘突出症的饮食禁忌，希望患者朋友们在日常生活中多多留心，切莫只图嘴上的痛快而把疾病抛之脑后。然而我们也不能因噎废食，谈"食"色变，过分地小心谨慎，而是要用辩证的眼光来看待这个问题，要避免害怕引起疾病而对食物挑来捡去，否则日子久了，就会造成菜谱单调乏味，引起营养不良，导致机体抵抗力下降，对身体非但无益还会带来相反的作用。因此，不论何种疾病都要食之有道，才能养身防病；食之无道，可伤身致病。正如医圣张仲景所说："若得相宜则益体，害则成疾。"可见饮食要全面，营养要充足，配膳要合理，必须要讲究"食"的科学性和合理性。腰椎间盘突出症患者在饮食选择上也要做到心中有底，下面就给大家简单介绍一下腰椎间盘突出症主要的饮食选择：

1. 多吃蔬菜和水果

蔬菜和水果同人们的日常生活密切相关。蔬菜中含有人体所不可缺少的营养成分，如维生素、碳水化合物、矿物质等，这些营养成分都是维持机体正常生理活动所必需的。同时，蔬菜中还含有丰富的钾盐，可以促进心肌的活动。对于那种无公害的蔬菜，我们提倡大家生吃。因为这样就可以尽多地吸收植物干扰素，这对于腰椎间盘突出症患者来说是大有好处的。此外，腰椎间盘突出症患者还可以经常有选择地食用一定数量的水果。水果不仅含有维生素、糖类等，而且多吃水果可以促进蛋白质的吸收，不仅能补充体内所必需的各种营养，还能起到一定的治疗作用。

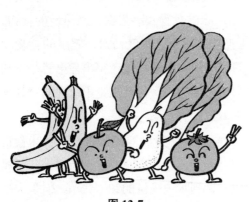

图 13-7

2. 多食杂粮

随着生活水平的不断提高，人们食谱中的许多杂粮逐渐地被精米细面所取代。长时间不吃杂粮对人体的健康是不利的。俗话说得好："精米精面未必好，小米杂面也不错。"因为经常吃杂粮有助于胃肠的消化，可以加速新陈代谢，从而改善由于腰椎间盘突出症长期卧床导致的便秘症状。常见的杂粮有以下几种：

（1）大麦：大麦性味甘、咸，凉，有和胃、宽肠、利水的作用，可辅助治疗食滞泄泻、小便淋漓、水肿、烫伤。大麦芽性味甘温，有开胃消食、下气、回乳之功效。

（2）莜麦：莜麦的蛋白质比大米、面粉高约1.6～2.2倍，脂肪则多2～2.5倍，而且莜麦脂肪成分中的亚油酸含量较高，易被人体吸收。

（3）荞麦：荞麦含有其他谷物所不具有的"叶绿素"和"芦丁"。其维生素B1、维生素B2比小麦多2倍。荞麦籽富含蛋白质、脂肪、纤维素、淀粉，特别是蛋白质近似豆科作物的蛋白质，其籽中还含有大量的维生素E和微量元素。荞麦中铬、矾等元素的含量明显高于非荞麦食物。

（4）小米：性甘，微寒，有健脾、除湿、安神等功效。

（5）玉米：被誉为世界公认的"黄金作物"。其所含纤维素比精米、精面高4~10倍。纤维素可以加速肠道的蠕动，防止便秘的发生。

3. 适当补充钙质及必需的营养素

腰椎间盘突出症的患者平时可多食一些含有增强骨骼强度、肌肉力量、提高疲劳恢复功能的营养成分的食品。注意保持饮食营养平衡，特别是要摄取含有钙、磷、蛋白质、维生素B族、维生素C、维生素E较多的食品。

钙是骨的主要成分，要充分摄取，在生长发育期自不必说，成年以后骨钙也在不停地进行着新陈代谢。另外，血液中的钙离子有安定精神的作用，可以起到缓解疼痛带来的焦虑的作用。

蛋白质是形成肌肉、韧带、骨骼、神经等不可缺少的营养成分，这些组织也时时刻刻在进行着更新换代，需要大量新的蛋白质。

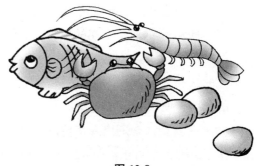

图 13-8

维生素 B 族是神经工作时必需的营养成分，不仅可以缓解疼痛，还可起到消除疲劳的作用。

椎间盘的纤维环部分是由结缔组织形成的，结缔组织的形成离不开维生素 C，尤其是在纤维环破裂后修复阶段，更需要大量的维生素 C。

维生素 E 有扩张血管、促进血流、消除肌肉紧张的作用，用于缓解疼痛、减缓组织老化。

下面列举部分富含以上营养成分的食物，以供腰椎间盘突出症患者进行饮食调养时选用。

（1）蛋白质含量多的食物有：猪肉、鸡肉、牛肉、动物的肝脏、鱼类、贝类、干酪、鸡蛋、大豆、豆制品等。

（2）钙含量多的食物有：小鱼、牛奶、干酪、酸奶、芝麻、萝卜条、叶类蔬菜、海藻类等。

（3）维生素 B 族含量多的食物有：猪肉、鸡蛋、动物肝脏、青鱼、沙丁鱼、鲑鱼、大豆、花生米、芝麻、绿色叶类蔬菜、玉米、麦麸皮等。

（4）富含维生素 C 的食物有：红薯、马铃薯、卷心菜、菜花、油菜、青椒、香菜、西芹、草莓、柿子、柠檬、橘子等。

（5）维生素 E 含量高的食物有：鳝鱼、植物油、杏仁、花生米、芝麻、大豆、青鱼、鱼子、带鱼等。

4. 按疾病所处的阶段选择饮食

（1）急性期：本期患者症状明显，疼痛剧烈，一般来说行动比较困难。由于长期卧床休息，缺乏锻炼，脾胃运化水谷的功能大大下降，因此处于急性期的腰椎间盘突出症的患者应该多吃一些清淡而且容易消化的食物，以减轻肠胃的负担，防止便秘的发生。

（2）缓解期：处于本期的患者，病情有所好转，疼痛较急性期减轻，患者已经可以下床活动。但由于脾胃功能尚未恢复正常，因此仍要以清淡而且容易消化的饮食为主，可以适当吃一些鸡、鸭、牛肉、猪蹄之类，以增加身体所必需的营养，使疾病早日痊愈。

（3）恢复期：本期患者病情已经接近痊愈，有些患者已经能够正常活动和工作了。因此，对于本期的患者，在饮食上已无须过多的禁忌，采取正常饮食即可。

腰椎间盘突出症常用药膳

　　药膳作为食疗的重要组成部分，对各种疾病都有较好的疗效。对于腰椎间盘突出症患者来说，恰当选用药膳并坚持服用可起到事半功倍的效果。下面就介绍一些适合腰椎间盘突出症患者食用的药膳，供大家选用：

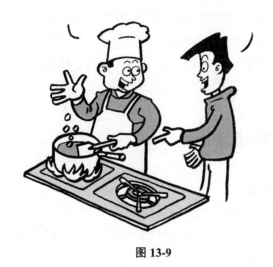

图 13-9

小知识

腰围的大小如何选择？

　　腰围的规格应与患者体型相适应，一般上至下肋弓，下至髂嵴下，后侧不宜过分前凸，前方也不宜束扎过紧，应保持腰椎良好的生理曲度。如腰围规格不符，不仅病人佩戴后会产生不适，而且起不到其应有的作用。

一、寒湿型腰椎间盘突出症

　　方1　胡椒根炖蛇肉
　　用料：胡椒根100g，蛇肉250g，黄酒、葱、姜、花椒、盐适量。
　　制法：将胡椒根洗净切段，蛇肉剖腹，除去内脏洗净，再切成小段。将蛇肉和胡椒根放入锅内，加黄酒、葱、姜、盐、清水适量，用武火烧沸后，转用文火炖熬至蛇肉熟透即可食用。

方 2　附子猪肚汤

用料：熟附子 10g，猪肚 1 个。

制法：先洗净猪肚，切一个小口，将附子放入肚内，用棉线扎口后放入沙锅内煮 2 小时，加盐少许调味，饮汤食猪肚。

方 3　川乌粥

用料：制川乌头 5g，大米 50g，姜汁 10 滴，蜂蜜适量。

制法：将制川乌头捣碎，碾为极细的粉末。然后将大米淘净煮粥，至半熟时加入川乌末，再用文火慢煎，熟后加入姜汁、蜂蜜搅匀，稍煮一二沸即成。每日 1 次。

二、湿热型腰椎间盘突出症

方 1　防己桑枝粥

用料：防己 12g，桑枝 30g，薏苡仁 60g，赤小豆 60g。

制法：把全部用料洗净，放入瓦锅，加水适量，然后用文火煮 2 ~ 3 个小时，成粥即可。随量食用。

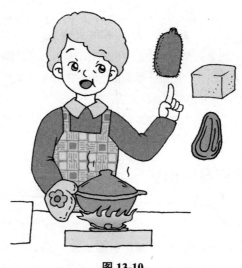

图 13-10

方2　九香虫炒丝瓜

用料：九香虫 60g，鲜嫩丝瓜 250g，花椒粉少许，米酒少许。

制法：将九香虫洗净，丝瓜刮去青皮，切块。起油锅，下九香虫炒熟，先后放入花椒粉、米酒、丝瓜，至丝瓜炒熟为度，调味即可，随量食用。

三、气滞血瘀型腰椎间盘突出症

方1　人参鸡火锅

用料：人参 20g，母鸡肉 1500g，水发海参、牛环喉、猪油各 200g，猪瘦肉、猪舌头、胡萝卜、莴笋各 150g，豌豆苗尖、醪糟汁各 100g，料酒 50ml，花椒 10g，酱油 15ml，精盐、冰糖、葱各 15g，味精 5g，姜 20g，胡椒粉 3g，鲜汤 2500ml。

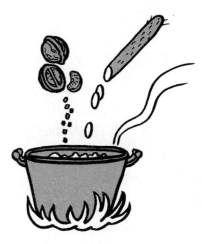

图 13-11

制法：人参洗净，水煮后捞出切片，再煮 15 分钟，捞出放碗中仍以原汤泡好；将母鸡肉和猪肉、猪舌头洗净，挤干水分，剁成块，入锅氽一下；海参切成片水泡；牛喉撕切成约 8cm 长的条；胡萝卜、莴笋切成片。下猪油烧至五成热，先放姜、葱、花椒炸香，继下鸡块、盐、酱油、料酒、醪糟汁、冰糖，加鲜汤烧开，放胡椒粉、味精，烧沸 10 分钟便可。可用香油、蒜泥、醋、盐拌味碟，蘸食并饮汤，也可以佐餐食用。可以经常食用。

方2　陈皮当归烧肉

用料：陈皮 3g，当归 6g，瘦猪肉 200g。

制法：陈皮、当归焙脆研末炒猪肉片，适量清水烧熟。熟时放陈皮、当归末及食盐并搅匀。食肉及汤，也可佐餐食用。可以经常食用。

方3　田七鸡

用料：田七 10g，鸡肉 250g，精盐适量。

制法：田七（打碎），与鸡肉一起加水适量，隔水蒸炖 2 小时，加盐少许即可。饮汤食肉，每日 1 剂，分两次服用。可以经常食用。

方 4 丹参去痛酒

用料：丹参 30g，玄胡索 30g，牛膝 15g，路路通 10g，白酒 500g。

制法：将生丹参、玄胡索、牛膝、路路通倒入瓶中，用白酒浸泡加盖，密封约半个月。每隔 3 天，用力摇动药酒瓶一次，每次约摇 3 分钟。每日饮服 3 次，每次 1~2 匙。

四、肾虚型腰椎间盘突出症

方 1 三七鸡

用料：乌骨雄鸡（500g）1 只，三七 5g。

制法：将乌骨雄鸡宰杀，除毛去内脏，洗净，将三七切片，放入鸡腹内，加入少量黄酒，放入盐中，隔水清炖，待至鸡肉烂熟即成。临食时用酱油蘸服。

方 2 参蒸鳝段

用料：黄鳝 500g，党参 10g，当归 5g，熟火腿肉 250g，黄酒 30g，胡椒粉 2g，葱 30g，姜 10g，味精 2g，盐 10g，清鸡汤适量。

制法：将黄鳝剖腹去内脏，洗净，剁去头尾，再切成小段。熟火腿肉切成大片。锅内放清水和一半的葱、姜、黄酒，水沸后，把鳝鱼段放入沸水锅烫一下捞出再放入小盆中，上面放火腿肉片、党参、当归、葱、姜、黄酒、胡椒粉、盐、清鸡汤，盖好盖，封严盖口，放入蒸笼蒸约 1 小时，启封后再加味精即成。

方 3 杜仲羊肉煲

用料：羊肉 500g，杜仲 30g，白萝卜 1 只，生姜适量。

制法：先将羊肉与白萝卜同煮去膻气，然后加杜仲、生姜同煲烂，盐调味，分次服之。

方 4 羊肾黑豆杜仲汤

用料：羊肾 1 对，黑豆 60g，杜仲 10g，生姜 9g，小茴香 3g。

制法：将羊肾去脂膜，洗净。先煮黑豆、杜仲、生姜、小茴香，后下羊肾（切片）。待肾熟之后，饮汤，食羊肾和黑豆。

方 5 杜仲龟肉汤

用料：杜仲 10 ~ 15g，龟肉 100g。

制法：先水煎杜仲，煎好之后取药液，用杜仲的药液煮龟肉，熟后饮汤。

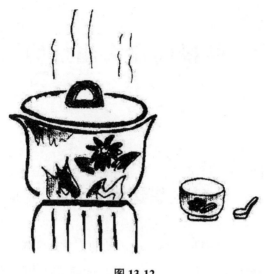

图 13-12

方 6 火腿烧鸽蛋

用料：鸽蛋 10 个，火腿 50g，鸡汤 60ml，花生油、味精、料酒、香菜、葱丝、生姜末、水淀粉各适量。

制法：将鸽蛋煮熟去壳，放入少许酱油，放热油锅中煎炸，将火腿切成长条状，稍煮取出，再加鸽蛋、火腿、料酒、葱丝、生姜末适量，略炒；加入鸡汤，将汤烧至将干，用水淀粉勾芡，加味精，放入香菜即可。可以经常食用。

腰椎间盘突出症的临床表现复杂多样，按照中医的辨证有寒、热、虚、实的不同，选择食物也应该辨证施食。若腰椎间盘突出症辨证属热者，宜多食清热通络之品，如绿豆、西瓜、丝瓜、梨、芹菜、豆制品等；若腰椎间盘突出症辨证属寒湿者，宜多食祛湿散寒之品，如牛肉、牛骨髓、羊肉、狗肉、蛇类、酒制品等；若腰椎间盘突出症辨证属肾虚者，宜多食补肾填精之品，如鸡、鸭、鳖、乌龟、核桃、芝麻、桂圆、蜂王浆等。

第十四章　腰椎间盘突出症的运动疗法

什么是运动疗法

　　运动疗法，顾名思义即是采用各种运动的方式达到强身健体或治疗疾病目的的方法。在各种自然疗法中，运动疗法最能调动患者自身能动性，锻炼精神与意志，积极乐观地与疾病作斗争。往往在不经意的运动中，疾病便悄然遁形。既健身又炼心的运动疗法，在社会生活节奏日趋加快、竞争日趋紧张激烈的今天，受到越来越多现代人的青睐。

> 小贴语
>
> 丝不织不成网，铁不炼不成钢；身体不练不结实，意志不练不坚强。

一、运动疗法的起源与发展

　　运动源于生活。远古时期，人类为了生存，不得不攀山崖采野果，下溪流捕鱼虾，每天出入沼泽平原，穿梭崇山峻岭，获取食物，猎获禽兽。在这些日常生活中，人们逐渐形成并增强了走、跑、跳、游、投掷等动作技能，随着社会的发展、文化的需要，逐步演变为运动的雏形。世界上许多民族在原始时代都创造了自己的生活体育。奥林匹克运动会就是在祭神的活动中产生的。摩尔根在《古代社会》一书中提到，处于原始生活模式下的易洛魁人，在没有任何外来输入的条件下也有球类游戏。据史料记载，我国尧时期就有一种击壤的游戏运动。

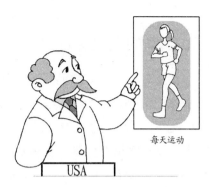

图 14-1

在春秋战国时期，我国古代劳动人民就已经将运动作为健身、防病的重要手段。西周时期产生发展了一些休闲运动如划船、打猎、钓鱼等。《吕氏春秋》认为"流水不腐，户枢不蠹，动也。形气亦然，形不动则精不流，精不流则气郁。"明确提出运动疗法的理论。在西汉时期的帛画"导引图"上描绘有不同性别和年龄的人做下蹲、收腹、踢腿、弯腰、深呼吸等 40 余种健身动作，真实地反映了 2200 年前我国汉代人民锻炼身体和防治疾病的生动情景，给人们提供了有关导引疗法极为重要的实物资料。三国时期的名医华佗认为"动摇则谷气得消，血脉流通，病不得生"，创编了"五禽戏"，模仿虎、鹿、熊、猿、鸟五种动物的动作做体操，"年逾九十而犹有壮容"。其弟子吴普按照"五禽戏"天天锻

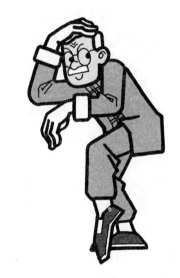

图 14-2

炼，活到 90 多岁，还耳聪目明、牙齿完好。唐代年过百岁的名医孙思邈，曾提出"人若劳于形，百病不能成"的观点，他本人经常坚持走步运动，认为"四时气候和畅之日，量其时节寒温，出门行三里、二里及三百、二百步为佳"。隋唐以后，由导引衍化派生出许多名目繁多的保健运动术式，其中有八段锦、十二段锦、易筋经、太极拳以及气功等。

新中国成立后，古老的五禽戏、太极拳、气功疗法等都得到了蓬勃的发展。在国家体委的主持下，不仅继承、整理了历史上流传下来的各种五禽戏、太极拳拳路，同时，为了适应广大人民的需要，又编成了一套"简化太极拳"，从而使这项古老的运动锻炼方法得到广泛的普及。

二、运动的生理功效

　　动物界有一个有趣的现象，那就是野生动物比家养动物寿命长。例如野兔平均可活 15 年，而家兔只能活 4~5 年。为什么会这样呢？除了生活空间相对广阔外，动物学家认为，野生动物为了寻食、自卫、避敌、摆脱恶劣气候的侵害，经常要东奔西跑，身体得到了很好的锻炼。这样一代一代传下去，体质变得越来越好，寿命自然比家养动物长。家养动物活动空间狭小且无食物之忧，种群会逐渐退化。那么人呢？道理其实是一样的。调查表明：坚持从事适量运动的人，比不参加运动或偶尔运动的人死亡率低 1.5 倍，其心脑血管病、糖尿病、癌症、老年性痴呆的发病率明显减少，其寿命可延长 4 ~ 6 年。生命在于运动，运动是养生保健的根本。那么运动对人体会产生哪些影响呢？

　　1. 运动可促进新陈代谢

　　新陈代谢是生命存在的特征。人体本身就是一个小世界，这个小世界无时无刻不在产生垃圾，也无时无刻不在清理垃圾。当机体出现病变或逐渐衰老，各脏器的功能出现异常，产生垃圾与清理垃圾之间的协调平衡往往会被打破，体内的代谢废物不能被及时清除，由此会带来新的病患，形成恶性循环。运动可使呼吸加快，心跳加快，吸入更多的氧气，排出更多的二氧化碳，扩张毛细血管，加快血液循环，促使机体代谢产生的垃圾及时通过循环、呼吸系统排出体外，给机体内部一个清新平衡的环境，从而使机体趋向健康。

　　2. 运动对身体各系统的影响

　　运动可以提高心血管机能，扩张冠状动脉，使心脏的血液供应得到改善，还可降低血脂，从而防治动脉硬化，使全身血管弹性增加；运动能改善人体呼吸机能，提高肺活量，经常运动锻炼，又可增强机体抵御外邪的功能，适应气候变化，从而有助于预防呼吸道疾病；运动可促进消化，增强脾胃功能；新陈代谢产生的废物大多通过肾脏排泄，因而运动可通过增进新陈代谢而增进肾脏的排泄功能；反复的肌肉运动能提高大脑皮层兴奋与抑制的协调性，从而可改善神经系统的调节能力。

小贴语

　　　　　　　　运动好比灵芝草，何必苦把仙方找。

3. 运动可带来美好的心情

运动能够愉悦身心，实践中我们都会有体会。这是什么道理呢？中医学认为形和神是统一的，体内的代谢废物增多时，人的"神"往往也会疲惫不堪，心情会郁闷，这时候如果跑跑步，打打球，运动一下，促进新陈代谢，使体内废物及时排出体外，郁闷的心情就会一扫而光，代之以轻松和愉快。国外有谚语说："运动是世界上最好的安定剂。"近年来神经心理学家通过实验证明，肌肉紧张与人的情绪状态有密切关系。不愉快的情绪通常和骨骼肌肉及内脏肌肉绷紧的现象同时产生，而运动能使肌肉在一张一弛的条件下逐渐放松，有利于解除肌肉的紧张状态，从而减少不良情绪的发生。

现代奥林匹克运动创始人顾拜旦（1863～1937）曾作《体育颂》，充满深情地赞美体育运动，虽然与我们这里所谈的运动疗法所指不同，但从中我们可以体会到人类对于运动的美好向往和深切歌颂。让我们来读一读。

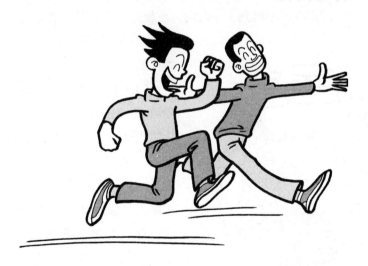

图 14-3

啊，体育，天然的欢娱，生命的动力！

啊，体育，你就是美丽！

啊，体育，你就是正义！

啊，体育，你就是勇气！

啊，体育，你就是荣誉！

　　啊，体育，你就是乐趣！

　　啊，体育，你就是培养人类的沃地！

　　啊，体育，你就是进步！

　　啊，体育，你就是和平！

三、运动疗法的原则

1. 适度原则

　　任何事情都要讲究一个"度"，运动更是如此。适度的运动有益人体健康，而超过了这个度，则是过犹不及，竞技体育中许多猝死案例足以说明这一点。现实生活中也有人很心急，总想一口吃成个胖子，结果适得其反。那么如何掌握这个度呢？在实际运动中，可通过控制运动时间和运动强度来掌握。一般运动时间可限定在半小时到 1 小时内，或根据个人的具体情况来定。运动的强度可通过以下两种方法来自行测定和控制。

　　（1）自觉用力平分法：凡是运动，随着活动强度的加大，人的感觉会从"很轻松"和"比较轻松"到"有点累"和"比较累"，进而达到"很累"。运动中感到"有点累"的强度实际上已经达到了有氧运动强度的要求。这在科学上称为自觉用力平分法，也是人人可以掌握的一种锻炼方法。

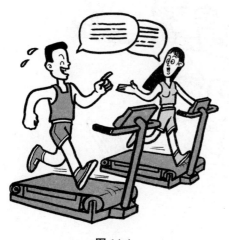

图 14-4

　　（2）谈话试验法：在运动时你如果上气不接下气，说明你的运动强度过大。你在运动时必须感到"有点累"，同时，又能够和身旁的同伴讲几句话，说明运动强度适宜。

2. 因人而异原则

　　运动疗法具体到每个人也是因人而异的。每个人的性别、年龄、职业、胖瘦、高矮、病情等等都是不同的，因而要根据个体情况选择适宜的运动疗法。相对来说，年轻的、身体较壮的、病情较轻的可选择运动量大的锻炼项目，如长跑、球类等；年老的、身体较虚弱的、病情较重的，宜选择动作缓慢柔和、肌肉协调放松、全身能得到活动的运动，像步行、太极拳、慢跑等。每个人工作性质不同，所选择的运动项目亦应有别，如售货员、理发员、厨师要长时间站立，易发生下肢静脉曲张，在运动时不要多跑多跳，应仰卧抬腿；经常伏案工作者，要选择一些扩胸、伸腰、仰头、远望的运动项目。总之，因人而异是运动疗法的基本原则之一。

小知识

腰突症患者如何进行腰背肌锻炼

包括五点式和三点式。五点式的方法是：把头部、双肘及双足跟作为支撑点，使劲向上挺腰抬臀，腰背肌功能加强后可改用头部及足跟三点作为支撑的三点式锻炼方法。锻炼应循序渐进，逐渐增加，避免疲劳。

---

3. 因时而异原则

许多运动只要方便是随时可以进行的。但运动时间不同，往往对身体产生的影响也不尽相同。一个健康的成年人每分钟呼吸 16 ~ 20 次，一天吸入空气约 10 多立方米。而运动时，由于代谢的需要，吸入的空气往往是正常状态下的 2 ~ 3 倍。所以锻炼时环境与时间的选择显得尤为重要。为使运动达到最佳效果，有必要研究一下最佳的运动时间，尤其是户外运动。通常居住在城市里的人们认为早晨的空气经过一夜的沉淀而洁净清新，故在这时运动对人体最好，其实不然。气象专家告诉我们，在一般情况下空气污染每天有两个高峰期，一个为日出前，一个为傍晚。特别是冬季，由于冷高压的影响污染更为严重，有害气体要高出正常情况下的 2 ~ 3 倍。在冬季，清晨寒冷的空气对刚从温暖的家中走出来的老年人尤为不利，冷空气突然的刺激会使人体血管急剧收缩，从而易于导致各种心脑血管疾病的急性发作，危及生命。故早晨运动并不是明智的选择。人体研究表明：每天 8 ~ 12 时和 14 ~ 17 时，是肌肉速度、力量及耐力等人体机能处于相对最佳状态的时间段，人的感觉最灵敏，协调能力、体力的发挥和身体的适应能力最强，并且这时心率及血压上升率最平稳，这时锻炼对身体健康更有利；而 3 ~ 5 时和 12 ~ 14 时，人体机能则处于相对最低状态，锻炼时易出现疲劳，如果"负荷量"过大，发生运动损伤的概率就比较大。因此最佳的运动时间最好选择在上午的 8 ~ 12 时和下午的 14 ~ 17 时这两个时间段。另外，还要根据个人具体的病情来选择具体的时间，如消化系统疾病要避开饭前时间，失眠者选择黄昏前的时间运动等等。

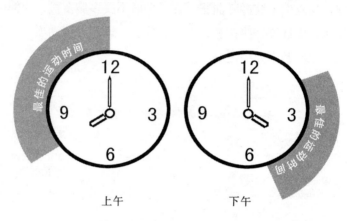

上午　　　　　下午

图 14-5

4.坚持原则

俗语说：病来如山倒，病去如抽丝。疾病的发生是日久累积的结果，而疾病的痊愈亦非一时之功。故运动疗法不是一朝一夕的事情，贵在有恒心，坚持不懈。只有持之以恒，坚持不懈地进行科学的运动，才能收到养生健身的效果。所以说，运动疗法不仅是形体的锻炼，也是意志和毅力的锻炼。三天打鱼、两天晒网是收不到预期效果的。

四、运动疗法要注意的细节问题

每天进行运动时，可以灵活掌握，不刻意固定时间，但一定要有恒心，坚持不懈；运动时要选择氧气充足、空气清新的地方；运动前一定要热身，活动一下四肢，逐渐进入运动状态；由于运动中出汗会大量损耗体内液体，从而使力量、速度、耐力及心脏的输出能力都有所减弱，故在运动前 1 ~ 2 小时、运动中及运动后都要饮用适量的净水，不要到口渴时才喝水；进行户外运动时，尤其要注意气候的变化，随身携带衣物及时增减，避免受凉感冒。另外，条件允许，可根据运动的项目来选择合适的背景音乐来陪伴你进行运动。美国马里兰州立大学的一项课题研究表明，音乐是运动过程中最有力的驱动工具。在运动过程中如果有音乐伴奏，会增加运动的频度，延长每次运动的时间并且加大练习的强度。此外，听音乐的同时还可体味运动过程中自我陶醉的乐趣，使你获得更好的运动效果。这是因为美妙的旋律会一直萦绕在你的脑海中，驱动你的身体在舞动，随着完美的节拍，达到最理想的效果。

腰椎间盘突出症常用运动疗法

　　运动犹如阳光，早在 2500 多年前，医学之父古希腊名医希波克拉底就讲过："阳光、空气、水和运动，是生命和健康的源泉。"他把运动摆在和阳光、空气、水同样的位置，充分说明了运动的重要性。对于腰椎间盘突出症患者来说，运动也是必不可少的。

　　腰椎间盘就是腰椎之间的软骨垫，腰椎的正常运动离不开完好的椎间盘。但椎间盘和人体的其他组织一样，发育得有好有坏，也就是遗传的问题。这就解决了"为什么我们干一样的工作，我得了椎间盘突出，他却没有"的问题。说到这里别去怨父母，说不定你的孩子也是一样的，孩子怨你你有办法吗？好在先天不足，可以后天来补。腰椎的正常功能运动也有赖于周围肌肉、韧带、肌腱、筋膜的正常运转，如果这些软组织功能减弱，也会加重椎间盘的负担而造成损伤。同样，加强了这些软组织的功能，就可以减轻腰椎间盘的负担。因此，如果平时能注意锻炼提高软组织运动功能，就可以减少腰椎间盘突出症的发病。

一、急性期

　　通常我们对急性期腰椎间盘突出患者的运动要求是尽量卧床休息为主，减少运动，尤其是剧烈、腰部活动幅度较大的运动，甚至是日常生活中如弯腰穿鞋、洗脸、转身等一些需要腰部用力或者活动幅度较大的动作都应该尽量避免或者减少。

二、缓解期

缓解期的患者基本上已经解除了急性症状，生活可以自理，而且由于急性期长期卧床休息，对机体的气血循行有一定的影响。这时候我们建议患者适量运动，在力所能及范围内的适度运动，可以增强体质，促进局部气血流通，增加腰椎的灵活度，促进椎间盘的血液供应，为开始正常的生活做好适应性训练。对于这一时期的患者适合的运动方式有：

1. 倒行

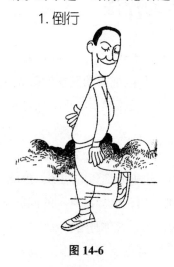

图 14-6

也称为倒着走，就是连续向后退着走路。这种方法可以加强腰背肌群力量，增强腰椎的稳定性及灵活性，矫正腰椎生理曲度变直或后突。在退着走时腰部肌肉有节奏地收缩和舒张，可使腰部血液循环得以较好的改善，有助于腰部组织新陈代谢的提高，在一定程度上起到很好的治疗作用。倒着走动作简单，容易掌握，尤其适合中老年人采用，运动量可根据各人的年龄和体质灵活掌握，一般每次运动后要休息一下。行走的同时可用双掌按摩腰眼处或摆动双臂。锻炼时应选择平坦、安全的场地，应尽力挺胸并尽可能后抬大腿（图 14-6）。

2. 船形运动

早晨起床前或晚上睡觉前，俯卧在床上，两手交叉放在腰上，双下肢有节奏地用力向后抬起、放下，同时挺胸抬头，重复 30 ~ 50 次。可有效增加腰部伸肌群的肌力，加强对腰椎的保护作用（图 14-7）。

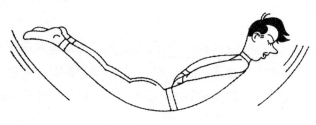

图 14-7

3. 踢腿运动

适合疾病初愈以及办公室工作或学生课间，双手叉腰或一手扶物，双下肢有节奏地交替尽力前踢后伸，连续 30~50 次。

4. 散步

唐代著名医家孙思邈曾经说过这样一段话："行三里二里，及三百二百步为佳，令人能饮食、无百病。"这说明在很久以前我国人民就已经把散步作为一种健身的方法了。俗话说："饭后百步走，活到九十九。"虽有些夸大其词，但说明了散步对健康确实有很大的益处。因为散步具有简便易行有效的特点，所以对于腰椎间盘突出症患者来说，散步可以说是一种再好不过的锻炼方法了。长期坚持轻快的有节律的散步，可以使血液循环加强，血管的容量扩大。散步还可以锻炼腰臀部及下肢的肌肉力量，增强四肢与躯干运动的协调性，保持腰椎的生理曲度。那么选择什么样的散步方式最好呢？这也很有讲究。不同体质的腰椎间盘突出症患者要选择不同的散步方式。一般来说，腰椎间盘突出症

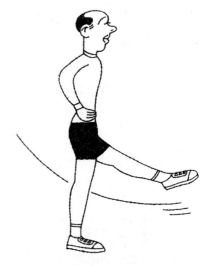

图 14-8

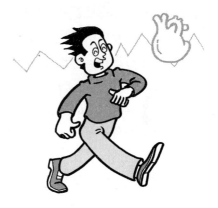

图 14-9

患者最好采用慢速（每分钟 60 ~ 70 步）或中速（每分钟 80 ~ 90 步）摆臂散步（即步行时两臂用力向前后摆动），每次半小时到 1 小时。一般刚开始时可从 500 米、1000 米、1500 米的距离中任选一种，以自我感觉良好而定。散步最好选择在户外空气新鲜的地方进行，在散步时，切忌匆忙，步履应该放轻松，从容和缓，状如闲庭信步，这样周身的气血才能调达平和、百脉才会通畅。此外散步还需注意循序渐进，量力而为，做到形劳而不倦，否则过劳耗气伤形，也就达不到散步的目的了（图 14-9）。

三、恢复期

对于恢复期的患者来说，腰椎间盘突出症已经对其日常生活基本上没有较大的影响，在没有腰部负重和用力以及过度劳损的情况下，完全可以和正常人一样工作、学习和生活。但是，没有影响并不是说就可以忽略影响，在这些患者的日常生活中，仍然需要时刻小心，排除引发腰椎间盘突出症的因素，适度锻炼。适合这一人群的运动方法有：

1. 游泳

游泳对预防腰椎间盘突出症、治疗腰肌劳损、缓解腰痛有着很好的作用。水的浮力可使椎间盘的压力明显减小，在水中运动时受到水的阻力，动作变得缓慢，关节和肌肉不会受到强制性的牵拉，但需要相当强的肌肉力量。因此，每个细小的动作都可以锻炼肌肉，使肌力逐渐增强。游泳的运动量与运动强度可大可小，速度可快可慢，游泳的距离也要循序渐进。患者应按照自己的身体情况适当进行选择。一般来说，老年患者游泳不能过于频繁，每次游泳应以1小时为限，20～40岁的人每次不要超过2小时，儿童只要半小时就足够了。另外，游泳运动和陆地运动不同，能量消耗很大，若入水前没有做好准备活动，生理上准备不足，一时适应不了水中环境，或是游泳时间过长，很容易出现一些危险的情况，比如头痛、头昏脑胀、抽筋、腹痛腹胀、恶心呕吐等。为避免这种情况发生，笔者建议空腹和饭后都不宜游泳，在游泳的过程中一旦出现危险情况要及时上岸。老年患者去游泳时，最好在家人的陪同下进行，以免发生意外。

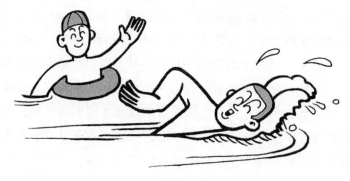

图 14-10

　　腰椎间盘突出症患者，只要您有毅力，持之以恒进行游泳锻炼，就一定能够达到强身健体的目的。

　　2. 跑步

　　陆地上的运动最好的要属跑步了，谁都可以参加，在哪里都能进行，不需要专门的技术，可根据自己的实际情况决定运动量，不需要花钱。所以有计划地安排一定的时间跑步锻炼，这对身体健康大有益处。跑步运动与游泳一样是一种全身运动，能起到提高心肺功能、防止肥胖、强化肌肉力量的作用。跑步同散步一样，也要根据自己的实际情况选用不同的方式。体质较差、病情稍重的腰椎间盘突出症患者，开始可采取慢跑和散步结合的办法。如觉得累，可多走少跑；如跑后身轻舒适，可多跑少走，逐渐增加跑的距离，慢慢过渡。原来有一定锻炼基础或体质较好、病情较轻的患者，可以一开始就进行跑步锻炼。跑步时还可与同伴边跑边聊天，跑步行将结束时，要逐渐减慢速度，使生理活动慢慢和缓下来，不可突然停止。因为经过较长时间的跑步之后，人体内的血液循环加快，如果马上静止不动，四肢的血液不能很快循环到脑和心脏，结果心脏和大脑就会出现暂时性缺氧，引起头晕、恶心或呕吐。因此，跑步后一定要做好整理活动。如出汗较多，应及时擦汗，穿好衣服，避免感冒。

　　跑步是一剂神气的良药。如果你想尽快摆脱腰椎间盘突出症的困扰，那就抓紧时间行动吧！

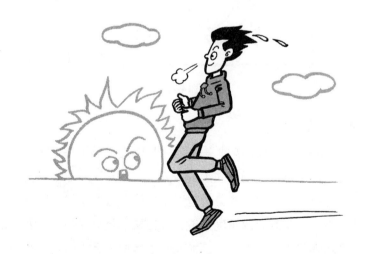

图 14-11

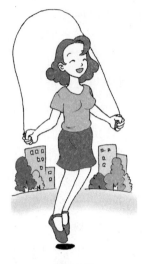

图 14-12

3. 跳绳

有着和跑步一样的效果，跳跃的动作可以强化肌肉力量，增强运动的协调感和平衡能力。只是由于跳绳活动比较单调，一般不能坚持太长时间，可以通过改变跳绳的方式来增加兴趣、延长运动的时间，如向后跳、交叉跳、双重跳、跑跳、多人跳等。

4. 跳交谊舞

交谊舞不失为一种既文雅、又潇洒的锻炼方法，在工作了一天之后，在音乐声中放松身心，跳上一曲，可以增强腰腿部的肌肉力量，协调腰部与腹部的紧张关系。

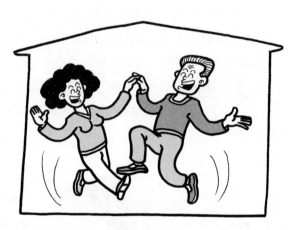

图 14-13

5. 爬楼梯

现在的高层住宅和办公楼越来越多，电梯几乎成了上下楼的唯一途径，商场内的滚梯也似乎是逛商场必须走的地方。很多年轻人把天天爬楼梯视为一种体力负担，有时宁愿多等上几分钟也要坐电梯。诚然，爬楼梯是会带来一定的体力消耗。然而，从健康的角度来说，爬楼梯却是一件好事。因为，上下楼梯也可以起到增强肌肉力量的作用，尤其是下楼梯时重心后倾，腰部肌肉收缩舒张，对腰椎生理曲度的保护有很大的作用。一个住在六楼的人，如果坐电梯上下楼，加上等的时间约需要 1 分钟左右。爬楼梯上下可能要多用点时间，却无形中得到了锻炼，何乐而不为呢？现代化的工具能给人带来方便舒适，同时也会带来人体功能的退变。有人推算过，平均每爬一层楼梯，就会增寿 10 秒，由此可见其中的科学道理。

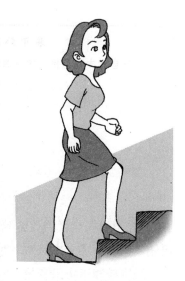

图 14-14

6. 医疗体操

医疗体操是利用机体自身各种机能，结合体育活动和自然因素来治疗疾病和创伤，促进机体康复，恢复劳动力和日常生活能力的医疗活动。医疗体操的最大优点就是患者自我积极主动地参与治疗过程。作者在医疗实践中通过研究腰椎间盘突出症的发病规律，针对现代人运动减少的特点而创编了一套医疗康复体操，通过锻炼增强腰背部肌群的张力，可有效治疗腰椎间盘突出症，促进腰椎的功能恢复，并预防复发。

小知识

飞燕点水式背伸肌锻炼：
病人俯卧位，使腹部着床，四肢、头部抬起像飞燕一样。

医疗体操在腰椎间盘突出症急性期主要采用适应性牵拉活动和放松活动来解除腰部肌肉痉挛，改善血液循环，促进炎症消除和防止神经根粘连；后期可进行增加腰背肌力量和改善腰腿功能的锻炼，以矫正腰部不良姿态，增加腰椎的稳定性，预防腰椎间盘突出症的复发。对于病程较长，患侧下肢有肌肉萎缩或肌力下降，腰背肌力量有减弱或两侧不平衡的患者，可通过医疗体操改善这些状态。具体锻炼方法如下：

（1）床上运动

第一节：伸腿运动。仰卧位，双下肢交替屈膝上抬，尽量贴近下腹部，重复 10 ~ 20 次（图 14-15）。

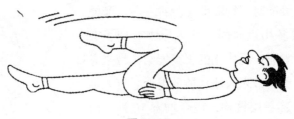

图 14-15

第二节：挺腰运动。仰卧位，屈双膝，两手握拳，屈双手置于体侧，腰臀部尽量上抬，挺胸，缓慢进行 10 ~ 20 次。

第三节：后伸运动。俯卧位，两臂及两腿自然伸直，双下肢交替向上尽力抬起，各重复 10 ~ 20 次（图 14-16）。

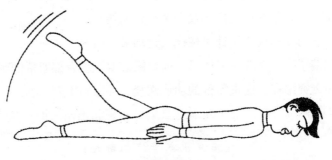

图 14-16

第四节：船形运动。俯卧位，两肘屈曲，两手交叉置于腰后，双下肢有节奏地用力向后抬起、放下，同时挺胸抬头，重复 10 ~ 20 次（图 14-17）。

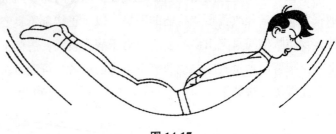

图 14-17

第五节：俯卧撑。俯卧位，两肘屈曲，两手置于胸前按床，两腿自然伸直，两肘伸直撑起，同时全身向上抬起，挺胸抬头，重复 10 ~ 20 次（图 14-18）。

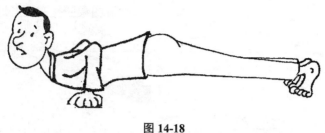

图 14-18

（2）直立位运动

第一节：踮脚运动。直立位，双脚并拢，脚跟有节奏地抬离地面，然后放下，如此交替进行，持续 1 ~ 2 分钟（图 14-19）。

第二节：踢腿运动。双手叉腰或一手扶物，双下肢有节奏地交替尽力向前踢、后伸。各 10 ~ 20 次（图 14-20）。

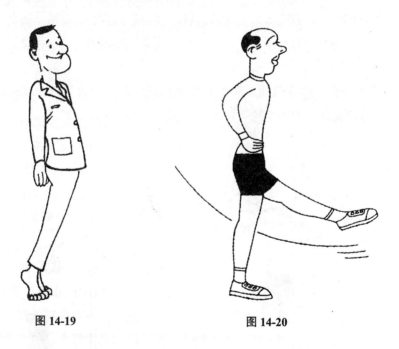

图 14-19   图 14-20

第三节：伸展运动。双手扶物，双下肢交替后伸，脚尖着地，尽力向后伸展腰部（图 14-21）。各 10 ~ 20 次。

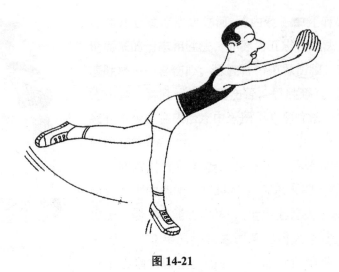

图 14-21

第四节：转腰运动。自然站立位，两脚分开与肩同宽，双上肢肘关节屈曲平伸，借双上肢有节奏的左右运动，带动腰部转动（图 14-22）。持续 1 ~ 2 分钟。

第五节：悬挂运动。两手抓住单杠或门框，两脚悬空，腰部放松或做收腹、挺腹运动，尽力坚持，但不要勉强（图 14-23）。

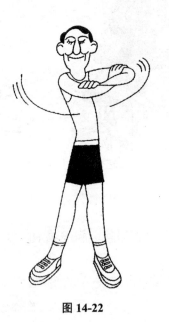

图 14-22

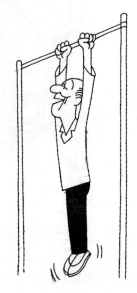

图 14-23

7. 八段锦

八段锦在我国已有 800 多年的历史，据考证是南宋初年无名氏所创编。现代研究证实，八段锦能锻炼腰部肌肉的柔韧性和灵活性，加强腰背部的血液循环，对于治疗腰椎间盘突出症，是一种较为有效的运动方法。八段锦共八节，运动量稍小于简化太极拳，姿势共有立、屈、马步三式，主要是上肢、头颈、躯干的运动，一般每节动作练习 8 ～ 16 次。下面就给广大患者朋友们简单介绍八段锦的练习方法：

小知识

体育运动如何避免腰椎间盘突出症

1. 要有充分的准备活动。

2. 合理安排腰部运动量，运动量应由小到大，循序渐进，运动中有一定时间的间歇。

3. 注意运动姿势。尤其应注意的是体育运动中的腰部状态，应尽力保持其自然体位。

4. 在腰部负荷较大的体育运动中，应加强腰部保护措施。

5. 腰部损伤应及时、正确治疗。

（1）双手托天理三焦（图 14-24）

预备姿势：立正，两臂自然下垂，眼看前方。

动作：两臂慢慢自左右侧向上高举过头，十指交叉翻掌，掌心向上，两足跟提起，离地 1 寸；两肘用力挺直，两掌用力上托，两足跟再尽量上提，维持这种姿势片刻；两手十指分开，两臂从左右两侧慢慢降下，两足跟仍提起；两足跟轻轻落地，还原到预备姿势。

（2）左右开弓似射雕（图 14-25）

预备姿势：左开弓立正，两脚脚尖并拢。

动作：左脚向左踏出一步，两腿弯曲成骑马势，上身挺直，两臂于胸前十字交叉，右臂在外，左臂在内，手指张开，头向左转，眼看右手；左手握拳，食指向上翘起，拇指伸直与食指成八字撑开，左手慢慢向左推出，左臂伸直，同时右手握拳，屈臂用力向右平拉，做拉弓状，肘尖向右侧挺，两眼注视左手食指；左拳五指张开，从左侧收回胸前，同时右拳五指张开，从右侧收回到胸前，两臂十字交叉，左臂在外，右臂在内，头向右转，眼看左手，做右开弓后恢复到立正姿势。

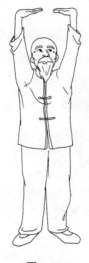
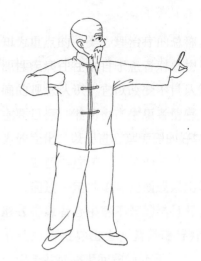

图 14-24　　　　　　　　　　　图 14-25

（3）调理脾胃举单手（图 14-26）

站直，双臂屈于胸前，掌心向上，指尖相对。先举左手翻掌上托，而右手翻掌向下压，上托下压吸气，而还原时则呼气。左右上下换做 8 次。

（4）五劳七伤往后瞧（图 14-27）

自然站立，两臂自然下垂。慢慢向右转头，眼看后方，复原，成直立姿势；再慢慢向左转，眼看后方，复原。

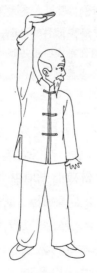
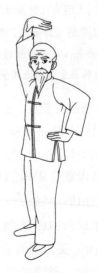

图 14-26　　　　　　　　　　　图 14-27

（5）摇头摆尾去心火（图14-28）

两腿开立，比肩略宽，屈膝成马步，双手扶膝上，虎口对着身体，上体正直；头及上体前俯、深屈，随即向左侧做弧形摆动，同时臂向右摆，再复原成预备姿势；头及身体前俯，深屈，随即向右侧做弧形摆动，同时臂向左摆，复原成预备姿势。

（6）两手攀足固肾腰（图14-29）

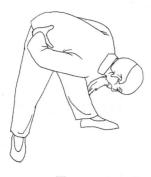

图 14-28

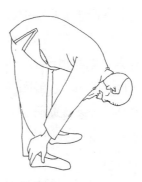

图 14-29

立正，身体慢慢向前深屈，膝保持挺直，同时两臂垂下，两手触摸足趾或足踝，头略抬起。复原后，两手放在背后，以手掌抵住腰部，上体慢慢向后仰。

（7）攒拳怒目增气力（图14-30）

两腿开立，屈膝成骑马势，两手握拳放在腰旁，拳心向上。左拳向前方缓缓用力击出，臂随而伸直，同时右拳用力紧握，右肘向后挺，两眼睁大，向前虎视。复原后，向相反方向重复上述动作。

（8）背后七颠百病消（图14-31）

两腿并拢，立正站好。两足跟提起，前脚掌支撑身体，依然保持直立姿势，头用力上顶。足跟着地，复原为立正姿势。

练习八段锦要根据自己的体力条件，选择适当的运动量。以上的八节动作类似于现代的体操，操作简单，易学易练。同打太极拳一样，在做动作时也要结合意念活动，想着动作的要求而自然引出动作来，并注意配合呼吸。另外患者朋友们还要牢记：练习八段锦防治腰椎间盘突出症不是一朝一夕就能奏效的，贵在坚持，坚持的时间越长，疗效就越好。

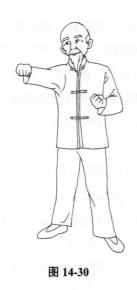
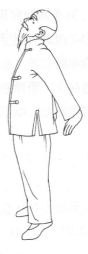

图 14-30　　　　　　　　　　　　　　图 14-31

小知识

受压的神经根会受到什么损害呢？

　　神经根受到相邻的腰椎间盘的压迫后，会在产生疼痛反应的同时，由于缺血、缺氧等不利影响，而产生反应性水肿，加剧了疼痛反应。随着时间的延长，神经根逐渐萎缩，从而丧失了对其支配的体感区的控制。

　　上面介绍了多种腰椎间盘突出症患者可以酌情选择进行的运动，这里只是抛砖引玉。其实，还有很多适合的运动。当然，无论哪种运动都要建立在适合自己实际情况的基础上，运动要有计划，不要三天打鱼，两天晒网，也不要运动量过大，过于疲劳以致影响第二天的工作。同时，还要注意，对不适合于腰椎间盘突出症患者锻炼的运动项目不要去练，如高尔夫球、网球、棒球、保龄球等都是偏用一侧肌肉，容易使左右肌肉失去平衡，使椎间盘承受扭转力的运动。因此，对刚刚痊愈的腰椎间盘突出症患者不太适合。对抗性的球类运动，如足球、篮球、羽毛球、乒乓球等，因运动过程中腰椎的活动范围较大，许多动作很难预料，对腰椎的损伤无法预防，因此也不适合腰椎间盘突出症的患者选择。如欲参加，应在腰椎痊愈后已经进行了1年以上的适应性锻炼无异常后，再去试试，但思想上应有充分的准备。好了，让我们行动起来，早日赶走腰椎间盘突出症的困扰吧！

第十五章　腰椎间盘突出症的音乐疗法

什么是音乐疗法

音乐能够移情易性，给人带来美妙的享受，各种不同的音乐可以带给人各种不同的心灵体验，故音乐疗法也称为"心理音乐疗法"。那么如何用音乐来治病呢？从技术上说，现代音乐治疗是一门涉及音乐、心理、中西医学、电子、工程等多种学科的新兴的边缘学科，是用特定的音乐信号和它所转换成的其他能量作用于人体，达到防治疾病目的的一种方法。音乐治疗有多种形式，如单纯音乐治疗、音乐电磁疗法等，均属于自然疗法的范畴，而且从一定意义上说，是"愉快的自然疗法"。

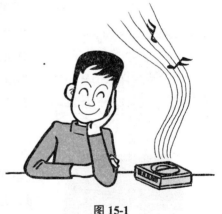

图 15-1

一、音乐的治疗原理

1. 音乐与人体的共鸣

声音是一种振动，而人体本身也是由许多振动系统所构成的，如心脏的跳动、胃肠的蠕动、脑波的波动等。医学界研究证实，当听到音乐产生的振动与体内器官产生共振时，会使人体分泌一种生理活性物质，调节血液流动和神经，让人富有活力、朝气蓬勃。换句话说，当人体细胞的振动与外界节奏协调时，人就有了舒畅的感觉。音乐对人体器官的这种直接物理作用，会调节各器官的功能活动达到最佳状态。不同的音乐节奏也会影响人体不同的荷尔蒙分泌。

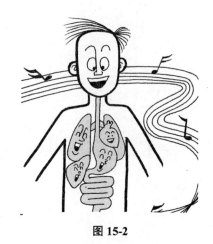

图 15-2

2. 音乐本身的作用

音乐具有主动的、积极的功能；能够提升人的创造、思考能力，使右脑灵活。特有的音乐节奏与旋律能使左脑休息，刺激右脑活动，因此对创造力、信息吸收力等潜在能力的提升有很强的效果。音乐也能引导出重要的 α 脑波。我们知道，α 脑波主宰人体安定平静的情绪，经常听一定的音乐能有效加强 α 波，使其凌驾于其他不安的脑波，达到松弛身心、稳定平和心境的效果。此外，音乐能促进消化道的活动，影响心脏血管系统，使血脉畅通，加速排除体内废物，有助于机体的康复。

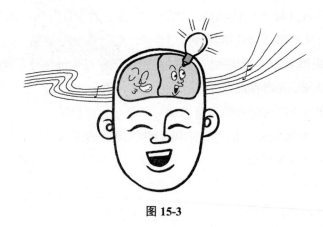

图 15-3

这里应当指出的是，并不是所有的音乐都有治疗效果。有研究发现，以演奏古典乐曲为主的乐队成员，心情大都平稳愉快；以演奏现代乐曲为主的

70％以上的人患有神经过敏症，60％以上的人急躁，22％以上的人情绪消沉，还有些人经常失眠、头疼、耳痛和腹泻。还有人对一些音乐爱好者作过调查，发现在经常欣赏古典音乐的家庭里，人与人的关系相处得和睦；经常欣赏浪漫音乐的人，性格开朗、思想活跃；而热衷于嘈杂的现代派音乐的家庭里，成员之间经常争吵不休。

二、音乐疗法的特点

音乐治疗是健康、自然的，从根本上说，这个过程也是愉快的。音乐疗法不依赖任何药物，而是利用人与音乐的特殊关系来改善人的健康状态，因此是一种非常理想的"自然疗法"。

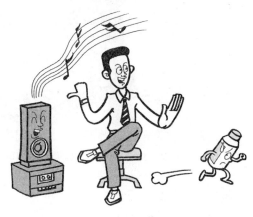

图 15-4

三、音乐疗法的功效

1. 纠正不正确的精神心理状态

古希腊著名的数学家、天文学家毕达哥拉斯说："把各种音调融合在一起，能使各种莫名其妙的妒忌、冲动等转化为美德。"另一位古希腊哲学家柏拉图说："如果教育得适当，节奏与和声比什么都深入人心，比什么都扣人心弦。大家知道，当我们用耳朵感受音乐旋律时，我们的精神世界就会起变化。"大量心理医生的临床实践也表明，音乐有益于人的心理卫生。

2. 促进机体恢复并保持健康状态

美国一位医学家曾统计了 35 名美国已故著名音乐指挥的寿命，他们的平均寿命为 73.4 岁，高于美国男子的平均寿命 5 年。据德国、意大利等国家的调查，经常听音乐的人比不听音乐的人寿命通常要长 5 ~ 10 年。有的专家甚至经过研究指出，舒伯特的音乐能助失眠者入睡，巴赫音乐可减轻消化不良，莫扎特音乐能减轻风湿性关节炎的疼痛感。也有人说，莫扎特的音乐可以起到消除疲劳、重振精神的作用。总之，音乐能够减轻疾病症状、改善患者生存状态、促进机体恢复健康。

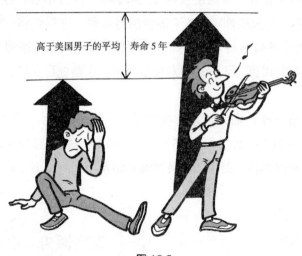

高于美国男子的平均｜寿命 5 年

图 15-5

3. 促进机体潜能的发挥

因为音乐主要作用于人的右脑，因此可调动开发人右脑强大的却潜藏的功能。经常聆听优美的音乐，可使人变得聪敏智慧，大大增强人的创造性思维，使人有意想不到的收获。

腰椎间盘突出症常用音乐疗法

音乐疗法是针对整个机体的一种精神上的治疗。在舒缓的音乐中，能使腰椎间盘突出症患者将心中因病痛而导致的不良情绪完全抛弃，使药物或其他各种疗法得到较为满意的实现。音乐疗法可以作为各种治疗，如进行针灸、按摩，甚至手术治疗时采用的辅助治疗的方法，可以消除患者对不同治疗方法所带来的恐惧及疑惑，使各种治疗方法得到较好的实施。除了上一节我们说的几种作用之外，音乐疗法还有很好的止痛功效。这一作用对腰椎间盘突出症患者来说是一大福音。疼痛是一种极为常见的症状，许多疾病都与疼痛有联系，腰椎间盘突出症更是如此。迄今为止，国内外已有不少报道说明音乐能够止痛，例如利用音乐来进行无痛拔牙，可以减少麻醉药的剂量甚至不用麻醉药；在医院的走廊里播放音乐，患者疼痛、不安等主诉就明显减少等。同样，音乐也可以缓解腰痛。腰椎间盘突出症患者的音乐疗法就是在全身音乐疗法的基础上，通过音乐来转移患者的注意力，提高患者的痛阈，进而使患者摆脱疼痛的困扰。此外，我们都知道许多腰椎间盘突出症患者大都有心理压力过高的现象，有的患者因为心理压力过高导致机体的免疫机制受损，使得腰椎间

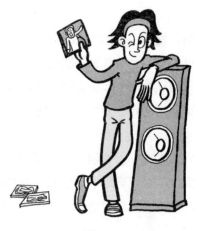

图 15-6

盘突出症更加严重。还有的患者是在腰椎间盘突出症发生后产生了很多的顾虑和压力，导致严重的精神负担。在这里我们建议患者听一听音乐来摆脱疼痛的困扰。

　　腰椎间盘突出症患者可根据自己的实际情况，选用不同的治疗方式。比如，喜爱欣赏的患者，可采取欣赏不同的曲目来治疗，而表现欲较强的患者可采取主动音乐疗法，去主动地参与到音乐中，来放松心情，以达到治疗效果。看到这儿您也许会感觉介绍得比较笼统，那么我们就来详细谈一谈临床上如何采用音乐疗法治疗腰椎间盘突出症。

小知识

腰椎间盘的营养如何获得供应？

　　成人椎间盘是人体最大的无血管组织，其本身的营养及代谢产物的处理是通过椎间盘以外的血管进行的。椎间盘三个组成部分的营养供应有所不同：①纤维环的营养供应：纤维环外、中层的营养供应依靠椎体周围脊椎动脉的小血管；②软骨盘的营养供应：软骨盘依靠与椎体松质骨骨髓的直接接触而得到营养；③髓核从软骨盘中获得营养。

一、辩证施乐

1. 寒湿型腰椎间盘突出症

音乐治疗机理之一就是音乐可以改变人类的情绪和行为。音乐所引起的

情绪随乐调、节奏、旋律、布局、谐声及音色等因素而异。每个乐调都可表现一种特殊情绪，不同曲调、节奏、旋律、谐声引起的生理效应是不同的。例如要使一个处于兴奋状态下的人安静下来，不能让其听缓和、平静的音乐。因为兴奋的人让其听缓和平静的音乐，这种做法带有强制性，相反会使人心烦意乱，产生厌恶感。正确的处理方法应该是，兴奋时给以活跃、激奋的音乐，用这种方法来人为地增强他兴奋的状态。经过一定时间，兴奋到一定程度便会发生抑制现象，他就会感到疲劳。这时他自然而然地想听镇静性音乐，如再适时地给予镇静性音乐，便能达到使兴奋平静下来的目的。国外学者研究发现：快速和愉快的乐曲可以使肌肉增加力量，对于寒湿型腰椎间盘突出症患者来说，疼痛往往比较明显，因此平时可以选择像《喜相逢》、《喜洋洋》、《假日的海滩》、《高山流水》、《梅花三弄》、《百鸟行》等具有娱神益气、畅快心情、行气活血、镇静止痛之效的曲目。

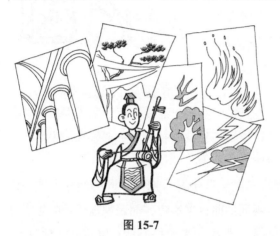

图 15-7

2. 湿热型腰椎间盘突出症

本型患者由于病情缠绵难愈，往往会产生烦闷、抑郁等心理。在选择音乐时我们要注意，虽然某种情绪在音乐的支配下达到顶峰时，会出现一个向相反情绪转化的时刻，而这一时刻，正是患者感到畅快的时刻；但事实也不是完全这样，也可选择相反的音乐来给患者倾听，例如当本型腰椎间盘突出症患者精神状态不佳、情绪低落的时候，我们建议应该选择先听一段忧郁感较强的乐曲，如《江河水》、莫扎特的《b小调第四十交响曲》或西贝柳斯的《悲痛圆舞曲》等，使郁结的忧思得以发泄；然后再选用愉快活泼的音乐，使心情渐以开朗，如听《阳春》古曲，乐曲充满活力，尤其是该曲第六段围绕徵音的一连串泛音，充满生机勃勃、欣欣向荣的气氛。当然在选择时不可有明显的差距，应先选择较为中性或接近中性的音乐来让患者听，以防产生较大反差，影响治疗。临床常用的曲目还有《春江花月夜》、《月夜》等。

3. 气滞血瘀型腰椎间盘突出症

我们知道凡是音调和谐、优美的歌曲或悦耳动听的器乐曲可以调节自主神经，使大脑得到休息，帮助人们解除疾病带来的烦恼。因此，我们建议气滞血瘀型腰椎间盘突出症患者可以选择充满希望、明朗、轻快的曲目，如巴赫的《A大调意大利协奏曲》或施特劳斯的《蓝色的多瑙河》。圆舞曲尤其是中国古典音乐，曲调温柔，音色平和，旋律优美动听，能使人忘却烦恼，忘却病痛，从而使胸襟开阔，有利于身心的健康。

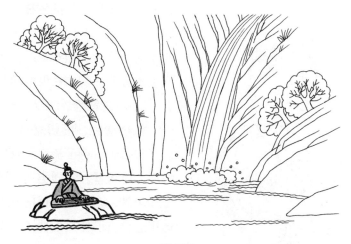

图 15-8

4. 肾虚型腰椎间盘突出症

由于本型患者大多病程较长，加之长期卧床缺乏锻炼，阳气自然处于虚弱的状态，鼓动的力量明显不足，因此患者身体多数比较虚弱。临床上我们建议本型患者应选择那些能振奋阳气、节奏鲜明的音乐，如《欢乐歌》、《三六》等具有使阳气动而痛止之效的曲目。还有些患者因疾病久治不愈，容易产生急躁恼怒的情绪。对于这种类型的腰椎间盘突出症患者，可以先听一段热烈的旋律，引导愤怒情绪消散，然后再听一些缓慢而平静的乐曲，如小提琴协奏曲《梁祝》、《二泉映月》、《汉宫秋月》、《皇家焰火音乐》等，能缓和、制约、克制急躁情绪。也可以根据五行生克、以情制情的原则，以"悲制怒"，选择悲哀情绪的乐曲，如《小胡笳》之类。

二、根据五脏与五行的关系施乐

中医提倡的音乐疗法还可以根据宫、商、角、徵、羽5种民族调式音乐的特性与五脏五行的关系来选择曲目，进行治疗。如宫调式乐曲，风格悠扬沉静、淳厚庄重，有如"土"般宽厚结实，可入脾；商调式乐曲，风格高亢悲壮、铿锵雄伟，具有"金"之特性，可入肺；角调式乐曲构成了大地回春、万物萌生、生机盎然的旋律，曲调亲切爽朗，具有"木"之特性，可入肝；徵调式乐曲，旋律热烈欢快、活泼轻松，构成层次分明、情绪欢畅的感染气氛，具有"火"之特性，可入心；羽调式音乐，风格清纯，凄切哀怨，苍凉柔润，如天垂幕帘，行云流水，具有"水"之特性，可入肾。不同类型的腰椎间盘突出症患者，在中医辨证的前提之下，可选用适合自己体质的曲子，例如肾虚型患者可听取羽调式乐曲。另外，节奏平稳、舒缓的宫调式曲子，以缓解紧张、镇静情绪和止痛并行，适用于疼痛并有紧张、焦虑的病人；旋律雄壮、力度较

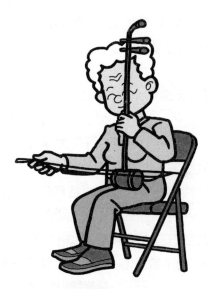

图 15-9

强的商调式曲子，镇痛作用明显，适用于疼痛剧烈的患者；活泼、轻松、欢快的角调式乐曲容易转移人们对疼痛的注意力；苍凉凄切、哀怨的羽调式乐曲，对于疼痛日久，经治效果仍不理想的患者，可能有很好的作用。在音乐的种类上，也可有较多种选择，除了选听古典乐曲、交响乐曲、流行歌曲以外，还可以选听爵士音乐、摇滚乐、合唱、男女对唱等都有一定的效果。个人的爱好不同，选择的标准也不同。

小知识

腰突症患者急性期如何正确下床

病人宜先滚向床的一侧，抬高床头，将腿放于床的一侧，用胳膊支撑自己起来，在站起前坐在床的一侧，把脚放在地上，按相反的顺序回到床上。

三、音乐疗法的注意事项

1. 环境

患者在进行音乐疗法时，要注意选择合适的环境。因为合适优雅的环境，配合上舒缓的音乐，更能较为满意地实现治疗的效果；反之，有可能达不到预期的目的，比如，在嘈杂的环境之中，即使再有效果的音乐也不能起到好的治疗效果。

2. 心理

腰椎间盘突出症患者还应根据将要采取的不同的治疗手段，做好自己的心理准备。例如，当患者第一次要进行针灸治疗时，为了消除对针灸治疗的恐惧感，可在治疗之前，听一些放松的音乐，使自己的紧张状态得以缓解，做好治疗的心理准备，并且可在治疗时，听取同样的音乐，避免在治疗中出现紧张的情绪，使自己保持治疗前听同一首曲子时的心境，转移注意力，从而能从容地进行治疗，以取得较为满意的治疗效果。

3. 其他

进行音乐治疗时最好戴耳机，免受外界干扰。治疗的音量应掌握适度，一般以 70 分贝以下疗效最佳。音乐治疗腰椎间盘突出症方式灵活，可采用每日进行 1 次，每次 20 分钟，20 次为 1 疗程的方法，也可以在疼痛症状出现时及时进行。

上面简单介绍了音乐疗法在腰椎间盘突出症治疗中的应用，音乐能陶冶心灵，音乐能鼓舞斗志，对于腰椎间盘突出症来说，音乐确是一剂良药。腰椎间盘突出症患者不妨在今后的治疗中将音乐疗法列入您的治疗手段中去，相信一定会收到意想不到的效果！

第十六章　腰椎间盘突出症的心理调护

什么是心理疗法

　　世界卫生组织（WHO）对于健康的定义是"身体上、精神上和社会适应上的完好状态"，明确指出健康不仅仅是躯体的健康，更包括心理的健康。根据 WHO 公布的衡量健康的一些具体标志

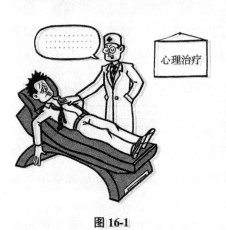

图 16-1

如"处事乐观，态度积极"，"应变能力强，能适应各种环境的变化"等等，足以见其对心理健康的重视。然而现代人的心理问题却是不容乐观，时时见诸报端的自杀事件多源于脆弱的不健康的心理状态。从小处说，不健康的心理亦能影响人的生活质量，甚至引发人身体的各种疾病。研究人士认为，现代人的疾病 80% 是由心理原因引起，这并不是危言耸听。现实生活中健康的普通人在日常交际中还会时常有心绪不良的情况。

　　心病还要心药医。这就引出了心理疗法的问题。那么什么是心理疗法呢？心理治疗就是利用语言、表情、姿势、态度和行为，影响或改变患者的感受、认识、情感、态度和行为，减轻或消除使患者痛苦的各种情绪、行为以及

躯体症状，以达到恢复健康的目的。

开心一乐

　　有一个年轻人不小心吞下了一个乒乓球，急忙跑进医院。他要求只进行局部麻醉以便能清醒地看到手术全过程。他看到医生在手术时，这里开一刀，那儿开一刀，杂乱无章。

　　"为什么你在不同的地方切这么多刀呢？"他痛苦而不安地问医生。

　　"因为乒乓球总是在你的肚子内弹来弹去。"医生回答道。

一、心理疗法的起源与发展

　　要说最为原始的心理疗法，那应当是早期社会中巫师的祝祷活动了。严格上讲虽然并不是真正的心理疗法，但对病人起到了心理安慰的作用。直到今天，这种祝祷形式依然存在于中国民间或某些部落民族的宗教活动中。

　　历史悠久的中医学治疗疾病有个特点，我们常说，西医治的是"病"，而中医治的是"病人"，十分强调患者的心理状态。这与中医学对人体的认识有关。中医先哲们从整体宏观的角度探讨了"形神"（即心身）的生理病理关系，构筑起朴素的心身医学体系。中医学认为，人的精神意识思维活动均与五脏相关，如"心藏神"、"肝藏魂"、"脾藏意"、"肺藏魄"、"肾藏志"，而神、魂、意、魄、志实际是心理方面的内容，这就将

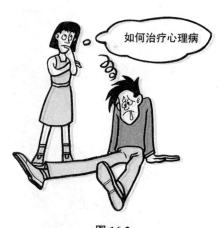

如何治疗心理病

图 16-2

生理与心理紧密地结合在一起。生理与心理是相互影响、相互促进的。从病理上讲，疾病产生的一个很重要的原因是"七情内伤"，七情即喜、怒、忧、思、悲、恐、惊，当情志变化过于激烈就可伤害相应的脏腑，从而变生各种疾病。大家熟知的范进中举就是个典型的情志致病的例子。经典医籍《黄帝内经》中就有许多心理疗法的内容，如"人之情，莫不恶死而乐生。告之以其败，语之以其善，导之以其所便，开之以其所苦"。即是开导患者以语言治病的方法，

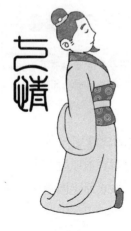

图 16-3

可谓开心理疗法之先河。《内经》中还有根据五行理论而来的情志相胜法，亦称为五志相胜法，"怒伤肝，悲胜怒……喜伤心，恐胜喜……思伤脾，怒胜思……忧伤肺，喜胜忧……恐伤肾，思胜恐"。后世历代医家有不少在临床治疗中运用了心理疗法，并取得了很好的疗效。

随着时代的发展，西方哲学界逐渐出现了专门研究心理的学派。1734 年，沃尔夫的《经验心理学》出版，创"官能心理学"，世界上首次出现"心理学"一词。1879 年冯特在德国莱比锡大学建立了世界第一个心理实验室。随后，弗洛伊德精神分析学派产生。到近代，随着现代科学技术的发展，又出现了认知心理学，极大地丰富了心理学领域。心理学逐渐与医学相结合，应用于临床各种心身疾病的治疗。

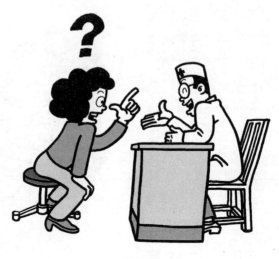

图 16-4

二、心理疗法的原理

采用心理治疗的方法为什么能祛除疾病呢？心理因素导致疾病这本身就是一个原因。心理因素是心身疾病的主要致病因素，中医历来把情志因素作为致病的"内因"，而引起情志变化的原因大致有社会动荡变迁、境遇变异、生活中的意外事件、人际关系不和谐、紧张操劳、欲求未遂等诸方面。总体上说，凡是主、客观不适应或个人的愿望、要求等受到阻抑而引起的心理矛盾和冲突，都可能成为致病因素。但这些心理因素能否致病，一方面取决于这些刺激的强度、频度和时限，另一方面取决于对该刺激的敏感性和耐受度。另外，身体疾病本身可以作为一种心理刺激因素，加重或诱发心身疾病，形成恶性循环。此即中医"因郁致病"、"因病致郁"的观点。现代心身医学研究证明，社会心理因素的应激刺激超出机体耐受阈值，则引致免疫系统与内分泌系统功能异常，神经调节功能失衡，作用于靶器官产生病理变化。最先崩溃的是个体平时最虚弱的器官组织，这些薄弱的器官组织和靶器官产生各种病理变化，并与心理因素交叉作用，形成心身疾病。疾病一经形成又成为新的刺激源，加之人格缺陷使机体敏感性增加，从而加重心身疾病的病理过程，这就是心理疗法治疗心身疾病的依据所在。采用一定的心理疗法可随着心理状态的改变而相应地改变生理状态，促进疾病的好转。

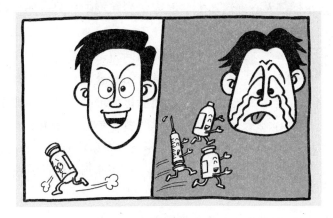

图 16-5

三、常见心理疗法的形式种类

心理疗法种类繁多，统计起来有 20 余种，常用的有以下几种：

1. 认知疗法

是以纠正和改变患者适应不良性认知为重点的一类心理治疗的总称。心源性疾病往往来自于患者对事物不正确的观念认识，它以改变不良认知为主要目标，继而也产生患者情感及行为的变化，以促进心理障碍的好转。

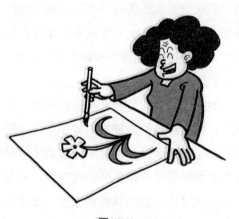

图 16-6

2. 疏导疗法

通过一定的语言沟通或采用其他形式将患者心中解不开的结打开，将不良情绪疏导出去，就是疏导疗法，可用于各种心理问题的处理。

3. 暗示疗法

一个愿望、一种观念、一种情感、一个判断或一个态度在一个人的心中出现和起作用时，如果没有遇到任何相反的观念、相反的动机和相反的评价，就叫暗示。暗示性是人心理活动的基本特征之一，但有个体差异。暗示疗法可有外界暗示和自我暗示两种形式。

小知识

突出后的腰椎间盘还会复位吗？

常常听到有人说可以通过推拿使突出的腰椎间盘复位。实际上，这种说法是十分不严格的。当纤维环没有破裂，腰椎间盘以膨出方式突出时，将脊柱做适当的复位，突出的组织可以退回到椎间隙内。但是，在纤维环已经破裂后，再想通过推拿治疗完全复位已突出的腰椎间盘是不可能的。但推拿可改变突出物与受压神经根的压迫关系，以解除症状。现在还没有无损伤解除突出物的方法。

4. 放松疗法

又称松弛疗法、放松训练，它是一种通过训练有意识地控制自身的心理生理活动、降低唤醒水平、改变机体紊乱功能的心理治疗方法。实践表明，心理生理的放松，均有利于身心健康、达到治病的效果。像我国的气功、印度的瑜伽术、日本的坐禅、德国的自生训练、美国的渐进松弛训练、超然沉思等，都是以放松为主要目的的自我控制训练。放松疗法是对抗焦虑情绪的一种常用方法。

四、心理疗法的适应证

从广义上来说，心理治疗不仅广泛适用于精神科疾病，在综合医院的其他科和预防医学中也起着重要作用，甚至还可应用于一般正常人。例如，一个人生活在社会上，在与人交往或日常工作的过程中，可能遇到各种各样的烦恼，心里产生解不开的疙瘩，若不能及时排除，就可能带来各种问题。这时候就可咨询心理医师或采取其他排解方式及时疏导，如参加集体心理治疗训练班，可以互相讨论，训练如何与人相处，提高交往的能力，这都有助于心理的良性调节以更好地适应社会生活。从狭义上来说，任何精神疾病和心身疾病都可以用心理治疗作为主要和辅助手段。一般认为，常用心理治疗的适应范围包括：

1. 神经症性障碍，焦虑症、癔症、强迫症、恐惧症、抑郁性神经症和疑病症等，及病态人格、社会心理应激引起的各种适应性心理障碍等。

2. 综合医院临床各科病人的心理问题：内科病人患有躯体疾病而无求治欲望或治愈信心，甚至将自己的疾病看得过分严重，或者躯体疾病病人的心理反应等，都需要用个别心理治疗，通过安慰、支持、劝慰、保证、疏导和调整环境等方法来帮助病人认识疾病的性质等有关因素，调动病人的主动性来战胜疾病。

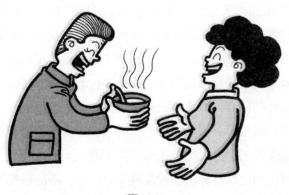

图 16-7

3. 心身疾病：常见的心身疾病如冠心病、原发性高血压、心律失常、支气管哮喘、消化性溃疡、溃疡性结肠炎、心因性肥胖症和偏头痛、雷诺病以及类风湿性关节炎等，均可使用松弛疗法、默想训练、气功训练和生物反馈等方法。神经肌肉疾病如周围神经肌肉的损伤、痉挛性斜颈、大脑性瘫痪和中风偏瘫等均可使用生物反馈疗法，训练病人控制肌电活动，达到重新随意控制瘫痪肢体的目的。气功训练也有效果。

4. 性心理障碍，阳痿和早泄等性功能障碍可以采用性心理治疗方法，包括性教育、性感集中训练等。

5. 酒精中毒和药物依赖等可用家庭治疗、厌恶疗法和环境改变等方法。

此外，心理治疗还可用于其他精神科问题，如儿童行为问题、神经性厌食症和神经性贪食症、精神发育不全等的技能训练。

腰椎间盘突出症中的心理问题与调护

开心一乐

　　一个精神乐观的人，长期患病。神父来找他，想给他打气，就说："上帝常常用疾病和灾难考验他喜欢的人。"病人答道："无怪乎上帝的朋友这样少。如果他往后再这样，那么，他的朋友就更少了。"

　　腰椎间盘突出症患者在疾病发作与治疗的过程中总会有或多或少的心理上的变化，这些看似正常或者无什么大碍的心理变化其实是我们很多患者康复之路的障碍。例如，当第一次发病，由于对于疾病没有正确的认识，而产生恐惧感，寝食难安。或者腰痛反复发作，采取多种治疗方法而效果不佳时，患者常对疾病失去治疗的信心，有放弃的想法，放任疾病继续发展，不再努力争取治疗的机会。还有的患者，因为病痛的折磨或者因为重症患者对自己生活不能自理给家人和子女带来了巨大的负担而丧失了继续活下去的勇气。还有的患者认为腰椎间盘突出治也是这样，不难受就不去治疗，不治也死不了人，所以治疗起来就缺乏积极性，疼痛严重时就去医院进行治疗，一旦病情缓解就以为万事大吉，把医生的叮嘱抛之脑后，当成耳旁风，也不按时吃药，从而导致治疗缺乏连贯性，失去对疾病的控制，缠绵难愈。还有好多较为年轻的患者在患上腰椎间盘突出症之后有了巨大的心理负担，认为会对自己以后的生活和工作造成很多的不良影响等等。这些心理问题如果不及时加以疏导和调护，久而久之很容易导致心理疾病。一旦成为心理疾病，再进行治疗就比较困难了。因此，腰椎间盘突出症患者遇到这些问题时，应该勇敢地去面对，理智地去解决，及时进行有效的心理调护，以避免给患者的身心带来更大的伤害。

　　心理调护对于疾病的帮助是吃多少药都不能比拟的。下面就给患者朋友们简单介绍一些心理调护的知识。

一、正视疾病，善待自我

　　我们每个人都有自己的远大理想和抱负，并矢志为之终生努力，可是腰椎间盘突出症却在你踌躇满志的时候不期而至。好多患者在这个时候往往会产生巨大的心理压力和失落感，对此顾虑重重，背上思想包袱，以为自己再也无法冲击新的事业高度，业绩再也不能提升，只能整日与医生和药物打交道。事实上，这种忧虑是完全没有必要的，很多患者经过正确和系统的治疗是完全能够康复的，重新走回自己的工作岗位，一展才华。患者应该正视腰椎间盘突出症，一旦患上疾病，不要只顾忙于工作而耽误了就医，甚至舍不得休息，也不可以讳疾忌医，硬抗硬撑，有病不看，有病不治，这样做的结果只能是既误了工作，又误了身体，长此以往就会陷

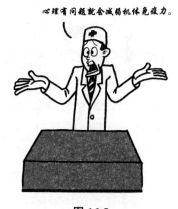

心理有问题就会减弱机体免疫力。

图 16-8

入恶性循环，对身体有百害而无一利。俗话说得好："身体是革命的本钱。"只有善待自己，正视疾病，听从医生的指导，积极治疗，才能尽快恢复健康，保证自己的事业顺利发展。也只有如此，才能恰当地进行生理和心理调节，使心理承受最轻的压力。

二、自我减压，保持心情舒畅

对于腰椎间盘突出症急性期的患者来说，疼痛的折磨是最难以忍受的。然而很多患者面临的不仅仅是身体上的痛苦，同时受到巨大的心理压力，这也是临床治疗中不能忽视的问题。许多的青壮年患者甚至年龄较大的患者在工作单位都是中流砥柱，同时也是一生中事业发展最快的黄金时段，一旦患病，带来的不仅是可见的损失，同时还有许多无形的负面影响。对他们而言，单纯使用药物是远远不够的，应着重进行

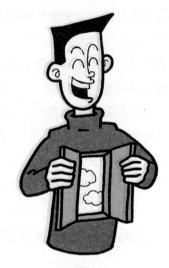

图 16-9

心理辅导，减轻患者的思想负担，最大限度取得患者对治疗的配合，结合排除情绪因素的影响来解除患者的痛苦。这一点既是医生的责任，同时患者的自身调节也是相当重要的。而自身调节最重要的一点就是自我减压，保持心情舒畅。

当然，自我减压还要注意加强修养，遇事泰然处之，平静地接受生活、家庭和社会出现的种种变化，并随之调整自己的生活和工作节奏，主动地避免因生理变化而对心理造成的冲击，合理安排生活，培养多种兴趣，保持心理宁静，在纷繁复杂的社会中处变不惊。面对大量的信息不要紧张不安、焦急烦躁、手足无措，应保持心情宁静，学会吸收现代科学信息的方法，提高应变能力，要尽量多地设想出获取它们的可行途径，并选择一个最佳方案行动，从而减轻个人的心理负担，收到事半功倍之效。下下策是适当变换环境。一个人在一个竞争惨烈的环境里容易过分紧张，每天承受着巨大的压力，而换一个新的环境，接受自己可以在能力范围之内轻松应付的工作，换一种生活方式，在这种发挥起来游刃有余的环境中可以重建自己的信心，减轻心理负担。变换环境进而变换心境，使自己始终保持健康快乐、积极向上的心理，避免心理失衡。调整心理最基本的是正确认识自己与社会的关系。要根据社会的要求，随时调整自己的意识和行为，使之更符合社会规范。要摆正个人与集体、个人与社会的关系，正确对待个人得失、成功与失败。这样，就可以减少心理失衡，保持心情舒畅。

懒　夫　妻

有一对懒夫妻，男的从来不洗脸，女的从来不刷锅。有一天有个小偷来家里偷东西，家里很乱找不到什么值钱的。正郁闷，被男主人发现了，于是慌乱中偷了锅就跑。男的就追。

过一会儿，男的回来了，跟老婆说，"那贼见我追上来，回身朝我脸上扎了一刀。不过幸亏我从来不洗脸，脸上全是污垢，他一刀没扎透，哈哈哈。"

老婆说，"没事就好。看，幸亏我从来不刷锅，他偷走的只是上面那层污垢壳！"

三、养成乐观豁达的性格

精神乐观是人体健康长寿的重要因素之一。历代养生家都十分重视这一问题。《管子·内业》指出："人之生也必以其欢，忧悲喜怒，道乃无处。"所以，明代龚廷贤在《寿世保元·摄养》一书中告诫人们要"每把戏言多取笑，常含乐意莫生嗔。"

精神乐观为什么能够增进健康呢？古人说："乐而忘忧。"乐观对人体生理的促进作用主要有两个方面：一个是调剂精神，屏除不利于人体的精神情志因素；二是流通营卫、和畅血气、精神调达，气血和畅，则生机旺盛，从而有益于健康。

如何保持精神乐观？历代养生专家的经验是：第一、陶冶性情。在条件允许的情况下，旅游、郊外游览等活动能陶冶人的性情，培养乐观的性格，如侍花弄草，观赏鸟语花香，或挥毫书画，垂钓河边，专心地听一首喜欢的老歌或者舒缓的音乐，或者自己动手做一些手工装饰品点缀你的小家等。这些看似与排除不良情绪无关的行为恰是一种以静制动的独特的宣泄方式，它是以清静雅致的态度平息心头怒气，从而排除沉重的压抑，保持精神乐观。这种方式往往是知识型社会成员的选择。

第二、善于解脱。古人说："凡遇不如意事，试取其更甚者避之，心地自清凉，此降火最速之剂。"昔人云："要作快活人，切莫寻烦恼。"正如俗话说的"人生之不如意者，十之八九"，既然不如意的事情时时都有，人人都如此，你又何必如此落落寡合？不如多想想如意之事，自得其乐，作个快活人。

第三、近喜远恶，即近所喜之物，远所恶之事。古人又说："养生之法，凡人平生为性各有好嗜之事，见即喜之，有好书画者，有好琴棋者……但以其平生偏嗜之物，时为寻求，择其精绝者布于左右，使其喜爱，玩悦不已。"见所好则喜，见所恶则憎，人之常性。就像我们经常挂在口头上的一句话，"何必自找难过？"将适当的精力用于自己喜欢的事物上，可以移情易性并体验到一定的成就感。

现代科学研究认为，保持乐观的精神状态对人体是十分有益的。著名生物学家巴甫洛夫曾经说过："愉快可以使你对生活的每一个跳动、对生活的每一个印象，都易于接受，无论是躯体和精神上的愉快，都可以使身体发展，身体强健。"

四、缓解压力，告别忧郁

有些患者在得知自己患了腰椎间盘突出症之后，就会感到情绪低落、意志消沉，觉得自己怎么这么不幸，得了这种病，从而在精神上无法振作起来，病人持续不断地处在悲伤、悲观，或焦虑不安或绝望无助情境中。这些情况会引发深层次的忧郁感。抑郁，对人的生理、心理造成很大影响，因此一旦有类似的迹象出现，应及时进行调整，必要时要求助于医生。

> **小知识**
> **腰围对腰椎间盘突出症患者有什么作用？**
> 1.制动作用：限制腰椎的前屈活动，使腰椎局部组织可以得到相对充分的休息。
> 2.保护作用：由于腰围能加强腰椎的稳定性，起到保护腰部以免受伤的作用。

大家都知道，抑郁是健康的天敌，它不仅损神，而且伤气，是对人体健康十分有害的一种情志。那么我们应该怎样预防呢？首先，可以通过缓解压力来减少这些不良影响：

1.让你周围的人了解：当你感觉不顺的时候，你所能做的事情是有限的。一个人的能力是有限的，孙悟空能力够大吧？可是最终还是逃不出如来佛的掌心。人外有人，天外有天，不要一味地给自己施加压力，非得要自己每一方面都很出色，每一件事情都要做得很圆满，适时地降低一下自我要求，可以有效地缓解压力，减轻忧郁。

2. 不要给自己设过高的目标，尽可能地除去过于艰巨的任务。对自己的能力有一个客观全面的认识，不要盲目接受在自己能力范围之外的任务，不仅对提高自己的能力一无所用，还会挫伤自己的自信心。将大的、令人气馁的任务分割为小的、易于控制的步骤分别列出，各个击破，在一个个小任务的完成中体验一种成就感。

3. 遇到困难时要善于寻求和接受他人给予的帮助。人们常说"在家靠父母，在外靠朋友"，就是说人都有碰到难事的时候，这时候你就需要别人的帮助。很多人觉得求人不如求己，或者认为请求别人的帮助会很没面子，很丢人，其实如果你告诉人们你的需要，人们还是乐意帮助的。没有谁是行行精通的，在不熟悉的领域我们需要别人的帮助，不懂的问题我们也需要前辈的经验，如果单纯靠自己，倒是确实锻炼了自己，但是从现代经济学来讲这就不合适了，因为你完全可以将花在研究别人已经做好的问题上的时间用于新问题的研究，从而在这一领域建立起自己的优势，成为某一问题上的专家，使得别人也要有求于你。同时还可以树立自己的权威，又不会耽误困难的解决，一举两得，不亦乐乎？

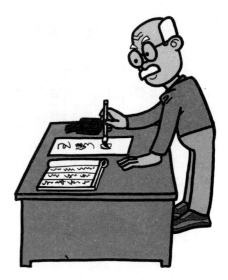

图 16-10

4. 遇到不快乐的事要善于解脱，没有谁会天天快乐、没有烦心事，家家有本难念的经，但是有的人却是天天挂着笑脸，为什么呢？主要是他们善于解脱，遇事豁达、开朗，不在小事上患得患失影响自己的心情。遇到不愉快的事可以和同事说说，或者说说笑话，听听音乐，也可以换位思考，比如想一想"如果我处在那样的情况下，如果我那样做了，别人会怎么看我？"这样的思考，不仅可以让你摆脱苦恼，还有利于提升你的个人品质，久而久之你会发现自己不再蝇营狗苟、斤斤计较，而是豁达开朗、宽容谦让，并且越来越受到同事的欢迎。

另外，每晚保证充足睡眠（一般而言睡眠时间不少于7小时），以及定期地自省、沉思等方式都将有利于放松自我、摆脱忧郁。但如果已经有了抑郁的征兆，不妨先采用自然疗法。自然疗法最注重的是锻炼。因为锻炼使你集中注意力于躯体而能从悲观情绪中解脱出来。此外，加强锻炼，身体里就会释放出一种化学物质作用于大脑，昂扬斗志，鼓舞情绪。最简单的锻炼方法是每周至少3次半小时的快步走，另外选择一些团体活动比单独一人的运动项目更为有益，因为一个人活动会情不自禁地沉溺于一些消极的想法中。选择自己喜欢的运动，注意不要过度锻炼，锻炼是增强信心而不是让自己疲惫不堪。我们养成运动习惯就会更多地考虑积极的东西，而不会沉迷于无益的悲观情绪中了。

五、意志坚强，学会宽容

意志，指为达到某种目的而产生决断能力的一种心理状态，包括人的自控力、毅力等内容。古人说："意志者，则精神专直，魂魄不散，每怒不起，五脏不受邪矣。"说明意志坚强者可以避免外界的不良刺激，保持气血的流畅，增强抗病能力，预防疾病的发生。而意志脆弱，则神怯气虚，气血不畅，抗病力弱，容易遭受病邪的侵袭。由此可见，意志坚强是有益于健康的。

现代生理学的研究证明，坚强的意志和信念，能够影响内分泌的变化，改善生理功能，增强抵抗力。最近，一些研究结果表明，有的人精神上受到压力时就不知所措，不知道该怎样应付或处理才好，因而压力的持续性比较长，情绪的波动很大，就会对身心造成损害，从而影响健康。而有的人在精神上受到类似的压力时，却能泰然处之，可以从主观上控制自己，使情绪不受太大的影响，对健康的损害自然就比较小。可见，意志坚强就能减少外界压力的不良影响，维护人体的健康。

小知识

腰椎间盘突出症的牵引治疗作用

1. 腰部的固定和制动；
2. 松弛腰背部肌肉；
3. 恢复腰椎的正常列线；
4. 改善突出物与神经之间的关系。

中国有句古话：宰相肚里能撑船。这句话告诉我们，与别人相处，要学会宽容。《老老恒言·燕居》说："谚曰：求人不如求己。呼牛呼马，也可由人，毋少介意，少介意便生忿，忿便伤肝，于人何损，徒损乎己耳。"这其实就是教人养成宽容的性格，并用宽容的心态来处理个人与他人之间的非原则性问题。希望患者学会宽容，善待周围的朋友，这样于人于己都大有裨益。

六、常用心理保健法

除了上面的治疗方法之外，我们还为腰突症患者介绍几种常用有效的心理保健方法：

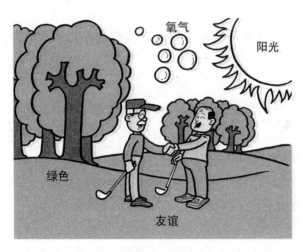

图 16-11

1. 返老还童法

经常回忆童年趣事，拜访青少年时期的朋友和同学、老师、母校，有机会就去游访童年时的旧居、旧址、家乡，故地重游，旧事重提，仿佛你又回到童年时代，可以使你缓解疾病带来的痛苦和不适，尤其适合老年患者以及症状不重，可以活动的患者。

2. 精神胜利法

不要服输，始终保持旺盛精力，遇到挫折失败不灰心丧气，而是寻找原因，研究对策，更加信心百倍地去战胜它、完成它。

3. 追踪想象法

读书、看电影、电视或是听人讲话，要专心致志，并随之跟踪想象。书中介绍巴黎，你仿佛也在巴黎大街上漫步；电影放映泰山风光，你仿佛也在观看日出……

4. 异想实践法

听音乐，你就是演奏家；看舞蹈，你就是舞蹈者。你要极力把自己想象成为实践者，摆脱观赏者的地位，要做主人，不做客人。

5. 巧思创新法

不要卖傻力气，也不要因循守旧。要尽量省时省力节约，想出新的方法来解决各类问题，这可以培养你的创造能力。

6. 永不满足法

对知识的获取要永不满足，每天的工作表要排满，使自己的生活充实丰富。

7. 扩大交际法

广交朋友，要乐意为大家办好事，作一个爱好社交的人，这对你的心理健康十分有益。

8. 众采博集法

在工作之余要培养自己广泛的兴趣，如钓鱼、养花、书法、绘画以及收集各种物品，要做一个"闲不住"的人，常动手动脑。

9. 平心静气法

当我们遇到不愉快的事的时候，不要发脾气或急于行事，一般可以先平心静气十分钟，如果不行就再延长时间。有必要的话可以将事情暂时搁置，睡一夜后再进行处理。这样会使你的心理状态大有好转。

以上我们说了那么多，就是希望腰椎间盘突出症患者能有一个健康的心理来对待疾病、战胜疾病。心理和生理是相互影响的，积极乐观的精神状态、坚强的意志，都是战胜疾病的法宝。让我们的精神也"运动"起来吧！

第十七章　腰椎间盘突出症的预防

21世纪已经进入了预防医学的时代。今天，人们对曾经一度忽视了的生命价值观又给予了更大的关注。"防病胜于治病"的思想已经得到了普遍认可。正如两千多年前中医学的经典医籍《黄帝内经》所记载的："夫病已成而后药之，乱已成而后治之，譬犹渴而穿井，斗而铸锥，不亦晚乎！"当失去了健康的身体的时候，再多的钱对您来说又有什么意义呢？目前，还有很多患者对腰椎间盘突出症的危害性缺乏足够的认识，加之有些患者的病情时轻时重，经过短暂的休息可以自行缓解，所以往往不被患者所重视，以致错过了早期预防治疗的

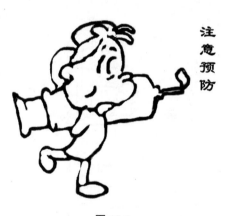

图 17-1

良机，造成病情加重甚至缠绵难愈。因此，腰椎间盘突出症的预防是十分必要的。那么怎样做才能有效地预防腰椎间盘突出症的发生呢？下面就根据人们年龄、职业的不同分别给广大患者朋友们介绍一下腰椎间盘突出症的预防措施：

开心一乐

忧　愁

甲：你为什么愁眉苦脸的？

乙：医生说我身体很好，不像60岁的样子。

甲：这应当高兴呀！

乙：可我只有40岁呀！

一、日常生活中的预防措施

日常生活中有些习惯动作往往不被人注意，有时稍有疏忽就可引起腰扭伤，或腰椎间盘突出症复发。所以，一旦患了腰椎间盘突出症，在日常生活中，如洗漱、洗衣服、干家务活等就应该养成良好的习惯保护腰椎，避免腰椎间盘突出症的发生。

洗漱时正确的姿势应是膝部微屈下蹲，然后再向前弯腰，这样可以在很大程度上减小腰椎间盘所承受的压力。另外，洗脸盆的位置不要放得太低，以免腰椎过度前屈而加重腰部负担。洗澡时卫生间的温度不能太低，地面应用防滑设计，避免滑倒摔伤。水温可稍高一点，有条件的话，洗蒸汽浴可促进全身血液循环，促进肌肉、皮肤的新陈代谢，但急性期禁用。

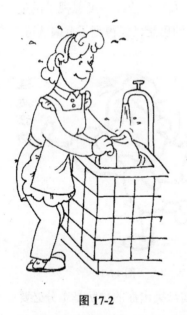

图 17-2

洗衣服时盆的位置不要太低，以防腰部过度前屈，洗完后不要立即直腰，应稍微活动一下再直腰，防止腰扭伤。晒衣绳不要太高，以防晒衣服时腰部过度后伸。洗衣服时，最好预备几个盆替换着用，不要弯着腰来回拿衣服、端水，防止腰扭伤，诱发腰椎间盘突出。

在厨房干活时，如果厨房用具不合理应适当调整，否则腰部过度前屈或后伸动作都易引起腰扭伤而诱发腰椎间盘突出症。灶台、洗碗池、案板的高度以操作时稍稍弯腰较合适。厨房内注意通风，但要避免吹过堂风，使腰部受凉。有慢性鼻炎的患者受到刺激时，容易打喷嚏造成腰椎间盘突出，平时应避免油烟及有害气体的刺激，咳嗽、打喷嚏时最好采取直腰、挺胸、手扶腰部的姿势，这样可以保护腰椎，预防引起腰椎间盘突出。

座位高低大小应合适，不要坐小板凳、低沙发，座位的高度应以大腿与上身的角度大于90°为宜。座位一定要牢固，不能晃荡，曾有椅子腿突然断裂摔伤致腰椎间盘突出症的例子。正确坐姿应直腰、含胸、拔背，靠背下方最好放一软垫，可帮助保持腰椎的生理曲度。

此外，日常生活中容易发生腰椎间盘突出症的家务活劳动还有早晨起床叠被子、搬花盆、拉窗帘、泼水等，应多加注意。

二、办公室工作人员的预防措施

办公室工作人员的特点就是坐着的时间长，有些人一上班就坐着一直到下班，很少活动。以致腰椎长期处于后突状态，腰椎后部的肌肉、韧带处于牵拉状态，腰椎后关节及椎间盘受力不平衡，易造成腰肌劳损，腰椎增生，进而椎间盘突出。所以，办公室工作人员常常是腰椎间盘突出症的易发人群。那么他们怎样才能预防腰椎间盘突出症呢？

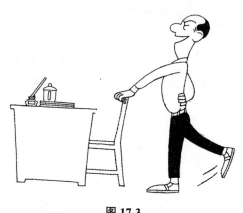

图 17-3

首先要选择合适的桌椅，桌椅不要求多么高档，但一定要适合自己的身体和工作习惯，椅子相对要低一点，桌子高一点，椅子避免用有滑轮的转椅，因为坐在转椅上伏案工作，腰部要付出一定的力量来维持椅子的稳定，更易引起疲劳。最好选择带靠背且靠背下面有突起的坐椅，使腰椎保持前屈体位。椅子离桌子距离要近，脚下可以放 1 张垫脚的矮凳，这样能缓解久坐的疲劳。正确的坐姿应该是直腰含胸，避免躬腰伏在桌子上。

其次是要注意工作节奏，伏案工作 1 小时左右就应该起来活动活动，可走一走，也可做做直立位体操，让腰部肌肉收缩舒张，锻炼腰背肌的力量，增强对腰椎的保护。

很多办公室都有空调，空调可使工作环境凉爽，也可以使腰部受凉，尤其是有慢性腰痛或有过腰椎间盘突出症的人，更应该注意。最容易受凉的时候是开着空调睡觉，第二天起床后腰痛就会加重。

埋　怨

大夫：那个小气的病人又在埋怨什么？

护士：他说："真倒霉，药还没有吃完病就好了。"

另外，应避免睡很软的床垫，以睡硬板床最好。业余时间应适当抽出一定的时间参加体育锻炼，防患于未然，杜绝"单位—家"、"家—单位"的两点一线的单调生活方式，让自己的生活丰富多彩、健康向上。

三、司机的预防措施

汽车司机的腰椎间盘突出症发病率较高，这是由于腰椎长时间处于屈曲位及腰骶部长期受到震荡所致。前面已经讲过，腰椎在正常状态下有一向前凸的生理曲度，正是由于这个生理曲度的存在，腰椎才能活动自如，腰椎间隙前宽后窄，椎间盘不容易发生移位。如果腰椎屈曲位时间过长，腰椎间隙长期前窄后宽，椎间盘就容易向后突出，造成腰椎间盘突出症。司机怎样预防腰椎间盘突出症的发生呢？

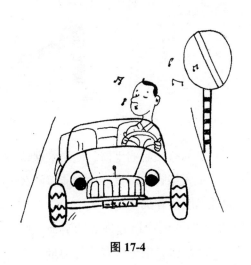

图 17-4

首先，不要疲劳驾驶，连续开车1小时左右最好停车休息5分钟，下车活动一下腰椎和颈椎，多做一做伸腰的动作。尽量不要开快车，开快车精神高度紧张，身体容易疲劳，容易发生危险。开长途车时一定要注意出发前的充分休息，而且一般长途车要求配两位司机，以减轻压力，拒绝疲劳驾驶，既可以减少交通意外，又可以有效地保护司机健康。

其次，要注意腰部的姿势，最好使靠背与座位的角度呈90°，腰后部有一约10cm高靠垫，或自己备一个软垫固定在腰后部，使腰椎处于轻度前凸状态。系好安全带，减少因变速造成的身体晃动，这样，即使开车时间长点也不会感觉疲劳。

再次，一般车内都有空调，有的司机夏天喜欢凉一点，对有腰椎病的患者来说腰部温度调节功能差，容易受凉。因此，车内温度不宜太低，更不能开着空调睡觉。

需要钻到车底下修理汽车底盘时，下肢绷着使腰部后伸过度，时间长了容易发生腰部肌肉疲劳，因此，在修理汽车底盘时应该把腿屈起来，以减少腰部的负荷。

四、孕产妇的预防措施

孕妇随着胎儿的不断增大，腹部的重心逐渐前移，腰椎的负荷也越来越大，腰椎的生理曲度发生过度后伸，腰部的肌肉、韧带、小关节等都发生相应的变化，很容易引起腰痛，进而发生腰椎间盘突出症。

孕妇为了预防腰痛和腰椎间盘突出，首先应该注意休息，充分的休息可以减轻腰椎的负荷。卧床时可屈曲双腿，膝下放一枕头，不要直接伸直

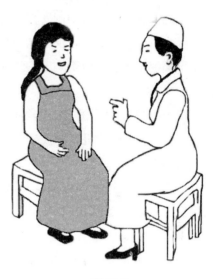

图 17-5

双腿，避免对腹肌的过分牵拉。其次，随着腹部的增大，应该逐步减少腰部的活动幅度，避免过度的活动。如果体质允许的话可以适度进行一些孕妇预防腰痛的体操。

孕妇在胎儿较大时，发生腰痛是正常现象，如果加以注意可以将腰痛带来的痛苦减到最低限度，并预防产后发生腰痛。在出现腰痛时，应避免腰骶部外用膏药、推拿、针灸、电疗等刺激，以免发生流产。孕妇在分娩时，内分泌系统会发生一定程度的改变，使连接骨盆的韧带松弛，这是为了分娩需要产生的自然反应。但在产后一定时间内，这种内分泌的改变尚未得到调整，骨盆还处于松弛状态，腹部的肌肉也变得较松弛，这时的产妇如果保护不好，最容易为腰椎间盘突出症的发病留下病根。针对以上原因，产后预防腰痛、腰椎间盘

突出症的方法有：

1. 保暖

产后产妇的体质非常虚弱，容易受凉，尤其是怀孕期间受力较重的腰部，更容易受风寒侵袭。因此，中国传统的做法是"捂月子"，产后1个月内不出门。近几年来，舆论界有一种说法，说西方女性产后自己抱着孩子回家，接着就要上超市买东西，根本没有"月子"的说法，反过来就说中国捂月子的做法非常落后等。其实东西方人的体质差异很大，中国捂月子的做法是几千年来总结出来的经验，是适合中国女性的体质的，最好照着做。许多现代的年轻女性就是因为不注意或者觉得那是老一套，在产褥期不注意保健，结果引起许多的疾病，缠绵难愈，以致影响了正常的工作和生活。

2. 休息

充分的睡眠可帮助产妇恢复体力，恢复肌肉的弹性，在照顾好孩子的同时，应尽量多睡一会儿。不要搬动较重的物体，以减少腰部受伤的机会。

3. 适当控制体重

大多数产妇产后体重都有明显的增加，这样，腰椎的负担就会加重，成为腰痛的原因。因此，产妇要适当控制好自己的体重。

4. 适度锻炼

适当锻炼腹部及腰骶部的肌肉力量，以增强腰椎的稳定性。最好在产后2周左右开始锻炼，可做仰卧起坐运动和船形运动。

小知识　为什么腰椎间盘突出症病人必需睡硬板床？

卧床休息尤其是卧硬板床休息，可消除负重和体重对椎间盘的压力，有利于解除腰部肌肉、韧带的收缩及痉挛，恢复腰部肌肉、韧带的原有平衡状态，突出的髓核也随之脱水、缩小，促进了神经根炎性水肿、渗出的吸收，减轻突出的髓核对神经根的压迫程度，使症状得到缓解。

五、老年人的预防措施

人一旦进入老年，身体就会发生一系列的变化，如骨质疏松、椎间盘弹性降低、部分韧带钙化、关节骨质增生等，容易出现腰肌劳损、腰椎压缩性骨折、椎间盘病变、椎管狭窄、腰椎退行性变等急慢性腰痛病变。另外，老年人的生活有其固有的特点，为了预防腰椎间盘突出症，在日常生活中应注意以下几点：

1. 老年人的饮食应多样化，可适当增加牛奶、海产品等富含钙质的食品，补充体内钙质的丢失，减缓机体的衰老过程。

2. 老年人应经常参加适度的运动，如太极拳、爬山、散步、游泳等，加强对关节、肌肉的锻炼，提高关节的运动功能，如果平时爱好运动量较大的球类运动，在身体状况允许的情况下也可适当参加。

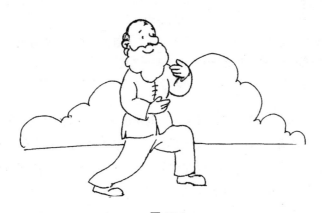

图 17-6

3. 老年人可能要面临一些更繁重的家务劳动，如做饭、看孩子等。这些工作看起来简单，却很繁琐，应根据自己的实际情况合理安排，如有困难，感到力不从心，千万不要勉强。即使是力所能及的工作，也不能着急，避免因突然用力而造成扭伤。

4. 在发生腰痛后应积极治疗，尽量到正规医院采用正规的推拿、理疗治疗，不要随便找游医，不要自作主张口服止痛药。对社会上流行的一些健身方法，不能盲目模仿，以免加重腰痛。

5. 在治疗其他疾病时，应避免长时间使用激素。因为激素类的药物可促进钙质的丢失，长期服用会造成骨质疏松。

6. 定期查体，对待疾病的态度，应借鉴毛泽东在军事上的名言"在战略上要蔑视敌人，在战术上要重视敌人"，保持乐观向上的人生观，提高老年生活的质量。

六、搬重物时的预防措施

腰椎间盘突出症的发病往往有很大的偶然性，有的患者拿一个花盆甚至拉一下窗帘就能引起发病，有的患者打个喷嚏或剧烈咳嗽也可诱发。因此，在日常生活中应注意预防，尤其是慢性腰痛的患者或有过腰椎间盘突出症病史的人，应尽量避开容易引发腰椎间盘突出的因素，预防腰椎间盘突出症的发生。

感　言

某大公司老总患病，什么办法都用了，花了几百万，死了。最后给全公司留了三句话：成绩是集体的，遗产是后代的，健康是自己的……

搬重物是日常生活中常遇到的事，也是腰椎间盘突出症最常见的诱发因素。如果不注意姿势，很容易造成腰部扭伤。搬重物的过程实际上就是一个杠杆撬物的过程，这个杠杆的支点就是腰椎间盘，用力点是腰背部肌群形成的合力，其力臂是这个合力到支点的距离。重力通过上肢及躯干的上部传导到椎间盘，其力臂是重物的重心到椎间盘的距离，这个距离远远大于肌群的力矩。由此可见，椎间盘承受的压力随着重物的重心与椎间盘的距离的增减而成倍地增减。因此，在搬重物时应尽量使重物靠近身体，从地上搬重物时应先蹲下，慢慢直膝，直髋再直腰，这样就可以使椎间盘承受最小的压力，避免腰部扭伤。

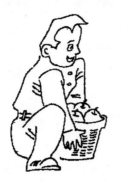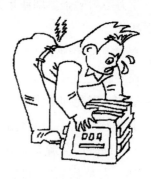

图 17-7

　　当重物较重，一个人搬有困难时，应请别人帮忙，不要一个人强搬。两个人一起抬物时，动作要注意协调，尤其是在抬起、放下时，最好喊着号子，协调一致。

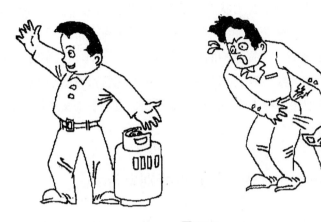

图 17-8

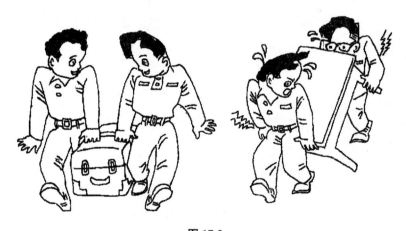

图 17-9

　　最容易造成腰部扭伤的搬重物姿势就是直膝弯腰，在这种情况下椎间盘承受的压力最大，如果这时再转动腰部，即使搬的物体重量很轻，也容易扭伤腰椎，甚至引起腰椎间盘突出。这是由于在弯腰时下腰椎处于前屈状态，椎间隙前窄后宽，椎间盘被动压迫后突，有后纵韧带挤压，椎间盘不容易突出。此时转动腰椎，椎间盘被压向一侧无后纵韧带覆盖的部位，就容易突出。腰椎旋转复位法实际上就是这个过程的逆向过程。

平时生活中常用手提和肩扛行李物品。手提重物时，脊柱向一侧弯曲，使腰骶部肌肉处于不平衡的受力状态，椎间盘受损的机会就多。如改用肩扛，力臂较手提时短，椎间盘受力均匀，所以肩扛比手提省力得多。

外出出差或旅游时，手提重物的机会较多，上下火车、汽车时手提行李，住楼房的居民也提物上楼。为了预防腰扭伤，可改用背带背或小车拉。确实需要手提时，可分开双手各提一些，保持腰部平衡，或左右手交替提，减轻一侧腰椎负荷过久至劳损。

七、对腰椎间盘突出症患者的几点特别忠告

腰椎间盘突出症是一种常见病、多发病，也是一种对人们的生活质量影响较大的疾病。治疗方法得当，不会给患者带来太大的影响。如果治疗处理不当，可能会给患者带来一生的痛苦，难以正常工作、学习和生活。在前文中，我们已经对本病的诊断、治疗和预防进行了讨论，最后再提出几点忠告，供患者参考。

1.积极正规治疗

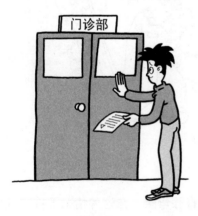

图 17-10

在确诊患了腰椎间盘突出症后，要到正规医院进行积极治疗，慎重选择治疗方法，不要跟着广告走，或找游医治疗。此外，治疗应选择保守治疗。目前来说，保守治疗是腰椎间盘突出症的首选疗法，只有在经过多方正规系统的保守治疗无效后，再选择手术治疗。据统计，真正最后需要手术治疗的腰椎间盘突出症患者约占总数的 5%，而绝大多数的患者经保守治疗是完全可以治愈的。

2.不要单纯依赖内服药或外用药

药物虽然可以帮助消除炎症，减轻症状，但很难促使突出物变位，治疗过程中促使突出的椎间盘复位的推拿手法、牵引治疗是保守治疗必不可少的方

法。如果必须使用药物，也需注意不要连续长时间内服或注射激素类药物。因为过量应用激素类药物可导致骨质疏松、肥胖、痤疮、易受感染等，重者可导致股骨头坏死、糖尿病、高血压、胰腺炎等。尤其是在非正规医院治疗时，大量应用激素可迅速明显减轻疼痛，给患者以疗效显著的假象，但后果却是非常严重的，对这一点患者应特别注意。

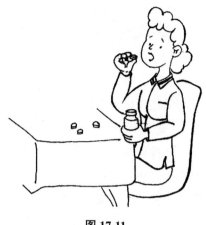

图 17-11

3. 注意卧床休息及腰部保暖

卧硬板床休息是最基本的治疗措施。尤其是在发病初期和治疗期间，由于关节韧带比较松弛，而且炎症比较严重，如果休息不好很有可能会加重病情。所以，我们主张患者应该多休息，少劳作。此外，还要注意腰部保暖。因为腰部肌肉损伤，血液循环较差，腰部比其他部位更容易受凉。一旦腰部受凉就很容易导致腰肌纤维炎、痉挛，常引起腰椎关节的僵硬、椎间盘突出复发、神经根水肿等。

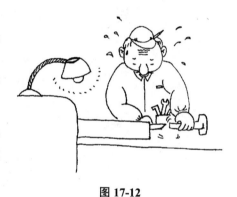

图 17-12

4. 注意腰部活动姿势并加强腰部的功能锻炼

为了预防腰椎间盘突出症复发，患者不要做既弯腰又转腰的动作，如扫地和拖地、弯腰搬重物等。患者要避免长时间腰部一个姿势进行工作。在工作之余，要进行适当的腰部功能锻炼以使腰肌变得更加强壮。因为腰肌强壮对腰椎的保护作用自然加强，可以避免腰椎间盘突出症复发，从根本上治愈腰椎间盘突出症。

开心一乐

生命是美丽的，对人来说，美丽不可能与人体正常发育和人体的健康分开！

——车尔尼雪夫斯基

5. 注意节制房事

房事就是夫妻性生活，是人类生活的重要内容之一。性是人类的天性，是人的自然生理，与呼吸、心跳、消化、排泄一样。正常的房事生活既是人的生理之需，也是生活情趣上不可缺少的。正常的房事生活可以协调体内的各种生理功能，促进性激素的正常分泌，有利于延缓衰老。有人提出"性与生命同在"，是很有道理的。实践证明，茕茕独处或旷男怨女多病而不寿，"独身主义"不符合生理性规律。正常的房事生活可以保持健康的心理，使精神和肉体上产生轻松愉快的感觉，只要时间不是太长，姿势正确，对腰椎不会产生不良影响。但是，如果性生活姿势不当，或过于频繁，或动作过大，不但可引起腰

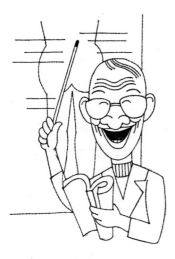

图 17-13

痛，而且可引发腰椎间盘突出症，尤其是有腰椎间盘突出症病史的人，更容易诱发。中医理论认为，纵欲伤肾，性生活过度可造成肾虚，腰为肾之府，肾虚表现为腰膝酸软，重者表现为腰痛。现代医学认为，精液的主要成分是少量的蛋白质，性生活多一点对身体影响不大。其实不然，从性生活的生理反应过程分析，性生活时全身大多数器官都参与的全过程，虽然其具体机理尚未明了，但腰部交感神经与副交感神经的兴奋与抑制、血液的聚集与消散、肌肉的收缩与舒张对腰部组织的影响是很大的，如果这种影响频繁发生，就可造成腰肌血液循环减慢致使腰肌缺血、缺氧，腰椎间盘含水量减少，出现腰部酸软、怕冷，进而腰肌劳损，椎间盘变薄，为腰椎间盘突出留下隐患。因此，有慢性腰痛或腰椎间盘突出症病史的患者应根据自己的身体状况，选择合适的性交姿势，避免一些腰部过劳的姿势，适当安排性生活的次数。双方应互相体谅，在一方不适时，可以用抚摸身体的方式来代替。

除了以上五点，腰椎间盘突出症患者还要注意劳逸结合，不可过度操劳。唐代大医家孙思邈说过："人欲劳于形，百病不能成。"说明适当的活动有益身体，但劳动过度，则又可导致"五劳所伤"。所以汉代华佗又说："人体欲得动摇，但不当使极耳。"强调劳逸之间不可偏废，既不能过于安逸，也不能过于

劳累。无论脑力劳动或体力劳动的时候，都不能过于疲劳，否则，便会生病。中医所谓"劳则气耗"就是说的这个道理。但是"不妄作劳"并非什么都不做，古人提倡的是"常欲小劳"，不仅要"学而不怠"，而且应尽可能做一些力所能及的体力劳动。只有劳逸结合，才能保证身体的健康。腰椎间盘突出症患者要保持良好、平和的心态，不急、不躁；日常生活中使机体始终保持一种良好的状态，少生或不生病，以摆脱疾病的困扰，提高生活的质量。总之，每个患者应找出最适合自己的预防措施，更加有效地预防和控制腰椎间盘突出症的发作。

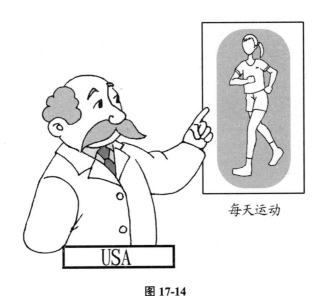

每天运动

图 17-14

有句俗话说得好，"身体是革命的本钱"。在本书即将结束之际，笔者希望广大腰椎间盘突出症患者能够树立信心，积极采取预防措施，勇敢地与疾病作斗争。我相信在不久的将来您一定能够成功地走出疾病的阴霾，迎来灿烂夺目的曙光！